¡Una solución quiero!

Cristina Tárrega

¡Una solución quiero!

Los tratamientos más eficaces y revolucionarios para estar espectacular por dentro y por fuera

Con la colaboración de
LOLA DELGADO

la esfera de los libros

Primera edición: junio de 2011
Tercera edición: julio de 2011

Con la colaboración de Lola Delgado

Avenida de Alfonso XIII, 1, bajos
28002 Madrid
Tel.: 91 296 02 00 • Fax: 91 296 02 06
www.esferalibros.com

ISBN: 978-84-9970-052-6
Depósito legal: M. 30.712-2011
Fotocomposición: J. A. Diseño Editorial, S. L.
Fotomecánica: Unidad Editorial
Imposición y filmación: Preimpresión 2000
Impresión: Cofás
Encuadernación: De Diego
Impreso en España-*Printed in Spain*

Índice

Agradecimientos 15

1. Guapa de cara. Embellece con discreción ... 17
   Conocer lo último y utilizar siempre lo penúltimo 20
   La eficacia de las cremas y los nuevos tratamientos a punto de llegar 25
   El mito-timo de las algas 28
   DC2, la bebida diaria de mi piel. Cosmecéutica a *tutti plen* 29
   Los consejos de Moncho Moreno, el maquillador de las *celebrities* 35
   Los secretos del maquillaje terapéutico 41

2. Janson Beckett, mi gran descubrimiento 43

3. Retoques nasolabiales de última generación 55
Una nariz nueva en quince minutos 56
Rinoplastia: narices exclusivas 57
Perfilar labios no es rellenarlos 59

4. La arruga y la mancha, como en la ropa, nunca son bellas 63
El mejor quitamanchas 66
Retoques *in* y retoques *out* 68
Ejercicios faciales: ¿son recomendables? 70

5. Sin armonía no hay cuerpo sano. Terapias desde dentro hacia fuera 73
Mihai, el rehabilitador de almas 74
Da vida a tu sistema musculoesquelético 76
Yoga y pilates: estírate hoy o te encogerás mañana 82
La esterilla Karmamat 87
Fascioterapia en las manos o curar sin hacer daño 88
Integrativa, la nueva medicina de este siglo 90

6. ¡Firrrrrmes! 93
Celulitis, grasa localizada y flacidez: tres demonios 94

Brazos *alados*… Escóndelos o acaba con ellos ... 99
Silicio orgánico, ¡qué tensión! 101
Congélate el michelín 102
Indiba, sí o no 104
Intralipoterapia (lipoescultura farmacológica) 105
Mano a mano con la celulitis 106
Una vez firme, depílate con láser 107

7. Hidroterapia del colon y otras limpiezas del interior 111
Sácale brillo a tus órganos 114
¿Estreñida yo? Jamás 119
Magnesio, mi mejor amigo 122

8. Lo último en terapias naturales para estar inmejorable 123
Biomesopuntura de chacras 124
Tratamiento de enriquecimiento plaquetario 125
Mesoterapia del cuero cabelludo con extractos de placenta 126
Homeopatía por todos los poros 128

9. Dime lo que comes y te diré quién eres 131
Alimentación macrobiótica al poder 132
Análisis genético de la obesidad 135

El método Ankshu: ayuno y acupuntura egipcia 138
Algunas dietas desintoxicantes 140
La dieta de la zona 141
Alimentos que sientan bien 143
¿Adelgazar a base de potitos? 145
El poder de las pastillas adelgazantes y los aerosoles saciantes 146
Los métodos Ravenna y Dukan 148

10. Ponle cerco a los cercos 153
Adiós a los mapamundis axilares 156

11. Me muero por… 159

12. Los diez mejores trucos naturales para *tiesas* 169

13. Un recorrido desde el pelo a las uñas, pasando por los dientes 175
Bótox hasta en el moño 176
El cabello come 177
Los tratamientos de queratina 178
Las uñas de gel de Alexa 180
La mejor sonrisa horizontal 182
Láminas de porcelana 182
Brackets invisibles 185

Cómo conseguir que tu dentadura
no te ponga años encima 187

14. Las soluciones de los mejores cirujanos
plásticos 189

15. ¿Qué vuelve locos a los periodistas
expertos en belleza? 205

16. Noticias *bomba* de última hora 223

Epílogo. Aprender a quererse,
por Valvanuz Sánchez de Amoraga 229

Direcciones útiles 235

A todas aquellas personas que prefieren un buen amigo
que un puñado de dinero.
A Joaquín y Mercedes por su grandeza.
A Ana Rosa por su compañerismo
y por estar siempre a la altura.
A Territorio comanche *y a mi equipo incondicional.*
A Simón y Dakotah, los más pequeños de la tribu,
y a los míos, que sois todos los que me seguís allí donde esté,
ya sea en la tele, la radio o a través de las redes sociales.

Agradecimientos

Quiero dar las gracias:

A los doctores Antonio de la Fuente por no saber decir que no, Jesús Sierra por volver a empezar y Ángel Juárez por sus manos y su paz.

A Pilar, Desi, Olga, Verónica, Miriam, Sandra, Patricia y Paco, porque sois lo más.

A Mati, tú sí que vales.

A Paloma Cohen por abrirme los ojos.

A Cecilia y a Joaquín Triana por el don.

A Mimi por sus códigos.

A mis compañeros de la prensa escrita por colaborar en este libro.

Y a Ymelda por confiar en mí.

1
Guapa de cara. Embellece con discreción

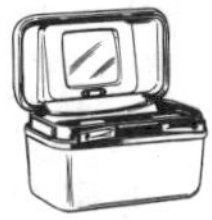

En el libro anterior, *Diez años más joven*, ya tratamos el tema de la belleza y los cuidados faciales del derecho y del revés, por arriba y por abajo y hasta por detrás de las orejas. Sin embargo, la medicina y la cosmética avanzan a la velocidad del rayo y nos ofrecen todo lo que queremos oír: nuevas técnicas, nuevas cremas, máquinas nuevas, soluciones milagrosas y soluciones reales. ¿Acaso paramos de leer novedades en las revistas de belleza? Esto es de locura. No somos capaces de seguirle el ritmo a todas las cosas que salen, de digerirlas. A mí ya no me da la vida para tanto, y eso que trato de estar pendiente de lo último en belleza.

No hace falta que te diga que no todo es de fiar, pero los dermatólogos siguen haciendo recomendaciones y haciéndonos cada día más fácil el camino a la luminosidad de nuestro rostro y a la posibilidad de salir a la calle por fin sin maquillar. ¿Que no te lo crees? No lo digo yo —que también—, sino los mejores profesionales de la piel, así que más vale que confíes en ellos si quieres sacarte más partido.

Voy a tratar de dártelo bien mascadito y bien trituradito en este capítulo para que te quede claro. No me voy a andar por las ramas y voy a ir directamente al grano, ese grano que muchas queréis quitaros de la cara.

Ante todo, hay que sacarse partido de forma discreta, sin exageraciones, sin caras acartonadas ni labios amorcillados. Todo en su justa medida y siempre tratando de ser bella, dentro de los cánones que marca nuestra edad, la que cada una tenga. Eso de tener sesenta y cinco años y una cara más lisa que la piel de un tambor no se lo cree nadie ya. Decía Oscar Wilde una frase que me parece tan certera como divertida: «Es terriblemente triste que el talento dure mucho más que la belleza». Eso deberían recordárselo a más de una a la que, para su desgracia, el talento le ha durado tan poco como la belleza.

Aseguran los expertos que el consumo de cosméticos es emocional y compulsivo. No les falta razón. En un congreso sobre belleza celebrado en Madrid hace unos meses, al que asistí, los dermatólogos hicieron una pregunta a los asistentes: «¿Cuántos de ustedes piensan que la mayoría de los cosméticos son parecidos?». Todos levantaron la mano.

En ese momento, el doctor Jorge Soto, presidente del Grupo Español de Dermatología Cosmética y Terapéutica, dijo algo que debería hacernos reflexionar: «Todos los cosméticos funcionan porque todos tienen un gran efecto emocional y placebo, y eso es capaz de lograr una mejora objetiva en la piel». Si a esto le añadimos que lo más potente a la hora de tener un rostro terso e iluminado son los genes y el espíritu, pues casi podemos acabar pensando que en esto de atenuar las arrugas lo realmente efectivo es la herencia genética y el subconsciente.

Pero no. Evidentemente, hay algo más. Algo que nos debería sonar a gloria: vitamina C, ácido glicólico, hidratación, tretinoína tópica, DMAE...

Y es que es innegable algo que a todas nos pasa: te compras una crema y guardas el tarro como si fuera un frasco de oro molido. Esperas pacientemente a que llegue la noche o la mañana para aplicarte el producto, y lo haces en un ritual que casi siempre el primer día es más completo que los siguientes: te limpias perfectamente, te exfolias y luego procuras que penetre bien por cada poro de tu cara. Cuando te lo has dado, te convences de que estás mucho más mona que antes de dártelo, sobre todo si te ha costado un pastón. Eso sí, me juego el cuello a que cuando realizas todo ese ritual se te ha olvidado lo más importante: leer los ingredientes, saber qué principio activo contiene y, por lo tanto, ser consciente de si esa crema te va a hacer algo bueno o no. Ay... si es que somos tremendas.

Para que nos entendamos bien, partamos de una base. Esa base está compuesta por todas las soluciones faciales que existen y que los dermatólogos recomiendan. No busques en otros sitios porque no hay:

- Cirugía: blefaroplastia y lifting.
- Tratamientos médicos: bótox (y otros rellenos) y láser.
- Cuidados cosméticos.
- Estilo de vida adecuado.

Conocer lo último y utilizar siempre lo penúltimo

Hay una frase muy extendida en el mundo de la dermatología en cuanto a tratamientos de belleza que es tremendamente gráfica y reveladora: «Hay que conocer lo último y utilizar siempre lo penúltimo». Por ello, yo recomiendo estar al tanto de todo, pero no aplicarse nada hasta no ver resultados y experiencias. Que sean otros quienes hagan de conejillos de indias, pero nunca yo. Porque para quedar como si me hubieran pasado un rodillo por encima ya están otras. Yo prefiero utilizar lo de siempre y, sobre todo, lo que me recomiendan los profesionales de confianza con nombres y apellidos y un buen currículum.

Por esa razón, me gusta empezar el día con los consejos del doctor Jorge Soto, presidente del Grupo Español de

Dermatología Cosmética y Terapéutica. Lo primero que hay que hacer es limpiar la cara con una crema respetuosa con la piel.

PAUTAS PARA HACERTE UNA BUENA LIMPIEZA DE CUTIS

- No uses una limpiadora que haga demasiada espuma. Lo mejor son las limpiadoras al agua y el agua micelar. La de Vichy, por ejemplo, es muy buena, te deja la cara muy fresa y hace también la función de tónico. En cualquier caso, si usas algún jabón, que no sea de los que hacen mucha espuma. Las toallitas de Olay son también una buena opción.
- No uses agua con temperatura extrema, ni muy fría ni muy caliente. Tanto un tipo como otro dañan las células, deshidratan y provocan rojeces. El agua templada es lo mejor. Evita también las limpiezas con vapor por el mismo motivo: son muy irritantes si tienes la piel sensible.
- Hay algunas limpiadoras que llevan ácido glicólico o salicílico, es decir, ingredientes que, en teoría, son buenos para la piel, usados como tratamiento. Olvídate de estos productos, porque en realidad esos ingredientes van a estar segundos sobre tu cara, puesto que al final los vas a retirar y no se van a absorber. Evita también las limpiadoras que tienes que dejar actuar durante varios minutos, puesto que pueden llegar a irritar la piel.

No quiero ser pesada, pero si no te haces una buena limpieza facial, el resto del proceso de cuidados de la piel no va a tener demasiado éxito. Una vez que te has pasado el algodón, que ya sabes que no engaña, lo ideal sería seguir las recomendaciones de los dermatólogos.

TRATAMIENTO DIARIO RECOMENDADO POR LOS DERMATÓLOGOS

- Mañanas: vitamina C.
- Noches: alfahidroxiácidos, es decir, ácido glicólico o ácido láctico (otra opción es la tretinoína con ácido hidroxiácido). Estas opciones necesitan de la supervisión y la prescripción de un dermatólogo.
- Durante todas las horas de luz, imprescindible aplicarse un protector solar.

Te explico lo que son algunos de estos principios activos para que no te suenen a chino:

¿QUÉ SON LOS ALFAHIDROXIÁCIDOS (AHA)?
Su cometido es el de exfoliar la piel. Hay algunos que no necesitan receta médica, pero lo ideal es que sea el dermatólogo quien te recomiende el porcentaje que tu piel necesita, ya que son irritantes. Los de farmacia suelen tener un contenido bajo.

¿Para qué sirven?
Reparan los daños causados por el sol y ayudan a rellenar las pequeñas arrugas.

Alfahidroxiácidos para reducir arrugas.
Aplica un producto con una concentración de AHA al 8 por ciento en la cara y cuello dos veces al día, por la mañana y por la noche.

Alfahidroxiácidos para quitar manchas muy leves de edad.
Busca un producto que contenga ácido glicólico, que es el alfahidroxiácido usado más frecuentemente. No uses este producto en los párpados.

¿Qué es la tretinoína?
Es un derivado sintético de la vitamina A, que es la bomba.

¿Para qué sirve?
Para atenuar las líneas de expresión, las manchas y las arrugas.

¿Qué precauciones hay que tener al utilizarlo?
Es un producto muy fuerte e incompatible con muchos otros, por lo que es recomendable que se use siempre bajo la supervisión de un especialista.

Como nos explica Jorge Soto, «la tretinoína es el ácido más eficaz para corregir las arrugas, pero al tratarse de un medicamento no se puede vender en un gran almacén. Es irritante y por ese motivo hay que aplicarlo de forma progresiva. Un porcentaje superior al 0,05 por ciento no incrementa el beneficio, es a ese nivel al que se consiguen óptimos resultados. A partir de los cuarenta años empieza a ser necesaria, pero hay que tener cuidado en su aplicación. Ingerida, por ejemplo, puede provocar malformaciones en el feto durante el embarazo. Tiene muchos primos, como el retinol, pero no son tan eficaces».

Una de las preguntas que todas nos hemos hecho alguna vez, además de por qué es tan difícil combatir la ley de la gravedad en muchas partes de nuestro cuerpo, es qué debe tener un cosmético para que sea eficaz. El doctor Jorge Soto nos da la respuesta: «Un cosmético eficaz es la suma de varias cosas, pero sobre todo de varios principios activos con una función conocida y posible de cumplir y un vehículo que facilite la penetración de estos principios activos. Cada cosmético tiene muchas sustancias químicas, y éstas deben tener algo que funcione, que las haga llegar al sitio donde deben actuar y que lo hagan de una manera segura».

Como no es cuestión de que los usuarios de las cremas y productos de belleza seamos expertos dermatólogos y sepamos para qué sirve exactamente cada componente, los especialistas enumeran una serie de activos, como la vitamina C, el ácido retinoico, los alfahidroxiácidos, la tretinoína, algunos péptidos y, sobre todo, una buena hidratante con protector solar. La cosmecéutica parece ser lo más adecuado por la alta concentración de los ingredientes que contiene.

La eficacia de las cremas y los nuevos tratamientos a punto de llegar

Seguro que te has hecho esa pregunta millones de veces. Te la habrás hecho tú y se la habrás hecho a tus amigas, a tu médico y hasta a tu madre. Sin embargo, estoy segura de que aún no tienes clara la respuesta porque cada uno te habrá dicho una cosa. Así que lee esto con atención:

El doctor Ricardo Ruiz Rodríguez, además de haber trabajado como dermatólogo en la Clínica Mayo y en la Universidad de California San Francisco, es jefe de la Unidad de Dermatología de la Clínica Ruber, director de la Clínica Dermatológica Internacional de Madrid y autor de los libros *¡No te arrugues!* y *El libro del bótox* (La Esfera de los Libros, 2008, 2009), nos dice: «Las arrugas se forman en las capas más profundas de la piel, donde no llegan las cremas, por eso no hay ninguna que las haga desaparecer totalmente. Sin embargo, su uso continuado es muy eficaz para hidratar la piel. Las cremas funcionan dependiendo de las expectativas que se tengan puestas en ellas. Y, eso sí, ninguna tendrá el mismo efecto que una técnica de rejuvenecimiento, como, por ejemplo, el bótox».

RECETA ANTIEDAD (A PARTIR DE LOS CUARENTA AÑOS) DEL DOCTOR RICARDO RUIZ

- Mañanas: ácido glicólico + crema de protección solar.
- Noches: combinación de retinoides con vitamina C. Cada dos o tres días aplicar una pequeña cantidad de ácido retinoico al 0,025 por ciento, disminuyendo la frecuencia si se nota la piel muy seca e irritada. La noche en que no se aplique el ácido retinoico se aplicará la vitamina C o bien una crema hidratante. Antes de utilizar la crema, se deberá lavar la cara con un jabón suave sin detergente. El tipo de producto dependerá del tipo de piel de la persona. Para quienes tienen la piel muy grasa, una loción sin aceite o gel. En el caso de pieles secas, se recomienda el uso de cremas más hidratantes, para combatir la sequedad provocada por los retinoides.

El doctor Pedro Jaén, jefe de servicio de Dermatología del Hospital Universitario Ramón y Cajal, tiene también muy claro que uno de los principales aliados del envejecimiento es el sol, por eso, aparte de recomendar vitamina C por las mañanas —ya veis que en esto del uso de la vitamina C no hay mucho acuerdo entre los dermatólogos sobre si es mejor usarla por la mañana o por la noche— y el ácido retinoico por la noche, explica cómo usar convenientemente un protector solar: «Un factor 15 en la cara es suficiente, siempre que esté muy bien aplicado. Pero como sabemos que eso no ocurre, recomendamos siempre 30 para cara y cuerpo. Es lo más aconsejable».

LOS TRES TRATAMIENTOS REVOLUCIONARIOS QUE ESTÁN POR LLEGAR EN LOS PRÓXIMOS AÑOS, SEGÚN EL DOCTOR RICARDO RUIZ

- Un fármaco (ATX-101) que al inyectarse en la grasa la elimina de forma segura. Los estudios en fase 3 se han realizado en la grasa de la «papada» y los resultados parecen sorprendentes. La comercializará Bayer Healthcare.
- Un nuevo sistema para eliminar el sudor a través de microondas llamado MiraDry, que parece seguro y eficaz, y con una duración superior a la toxina botulínica.
- Como alternativa a la toxina botulínica, se va a utilizar el frío para relajar temporalmente la musculatura facial. El frío se utiliza desde hace años para disminuir la conducción nerviosa (dolor, etc.). Los estudios realizados por Myoscience aportan resultados muy interesantes para relajar músculos implicados en las arrugas de expresión mediante la inyección de agujas a –25ºC.

El mito-timo de las algas

Lo dicen los expertos, no yo: las cremas hacen algo cuando contienen un principio activo lo suficientemente eficaz sobre lo que se quiere tratar como para que funcionen. Pero ¿qué ocurre cuando un producto no lo contiene? Pues que puede que ofrezca otras cosas, como una buena textura, un olor agradable, un envoltorio sugerente o que nos deje una sensación confortable después de usarla. Todo eso está muy bien, pero siempre que tenga un precio razonable y que no haya engaño.

Ya dije en *Diez años más joven* que hay precios como los 100 euros que jamás debería superar una crema. Pero ¿estás dispuesta a gastarte más de 500 euros en una que no te aporta más que confort, sólo porque es la que usan las *celebrities*? Espero que me contestes que no.

Las algas son usadas frecuentemente en preparados cosméticos, ya que tienen un alto contenido en minerales y en antioxidantes. Según una investigación del diario británico *Daily Mail*, La Mer —esa marca que, a mi juicio, está tan sobrevalorada— prepara una de sus cremas hidratantes, Crème de La Mer, con unas algas que se recolectan en California en el momento en el que más nutrientes tienen. Hasta ahí todo bien. La crema en cuestión cuesta la friolera de casi 600 euros, ya que uno de sus ingredientes son estas algas súper especiales cuya fermentación es el resultado de un proceso laborioso y manual. Pues bien, resulta que un litro de ese ingrediente tan maravilloso como milagroso cuesta 70 euros, sólo 30 si nos centramos en lo que finalmente acaba en un tarro. El resto del precio, hasta alcanzar los 600 euros, no es más que un nombre. ¿Cómo te quedas?

No entro en la efectividad real de las cremas, pero, después de leer esto, dime si no crees que algunas marcas se pasan de listas. Desde luego, han conseguido convencer a los consumidores de que lo que venden es oro molido, pero lo que mejor hacen es engañar. Además, ya lo dijo Nicole Kidman hace unos meses: «Me arrepiento de haberme puesto tanto bótox en mi vida». ¿Creéis que si hubiera encontrado una crema que contuviera el secreto de la eterna juventud, se habría dejado agujerear la cara para mantener un aspecto siempre joven? Está claro que no. Yo, desde luego, no me compro una crema por 600 euros, a menos que me la vendan en un frasco de oro con algún que otro diamante en la tapa. Creo que eso es lo único que justificaría ese precio.

DC2, la bebida diaria de mi piel. Cosmecéutica a *tutti plen*

Como ya sabéis muchos, soy una enamorada de la cosmecéutica, ese concepto que sirve para diferenciar la cosmética en general de aquellos productos con altas concentraciones de principios activos gracias a las cuales se obtienen resultados realmente efectivos. Pues bien, mi último gran descubrimiento, lo que realmente me ha llevado a perder la cabeza en lo que a productos de belleza se refiere, son los DC2. Ya no puedo vivir sin ellos. Si no me los aplico cada día, no tengo la sensación de haber hecho nada por mi cara. De la misma manera que no salgo de casa sin ducharme, tampoco sin aplicarme los DC2. Vamos, que estoy completamente enferma por esta marca.

Se trata de una línea cosmética con calidad farmacéutica especializada en tratamientos naturales *antiaging* con productos muy concentrados. Yo utilizo tres: la loción láctica frutal, el serum DMAE 15 por ciento y el serum activador celular. Son mi pan de cada día.

LOCIÓN LÁCTICA FRUTAL: se trata de un tónico que contiene ácido láctico (con propiedades despigmentantes y exfoliantes). Tiene, por otra parte, extracto de granada, muy rico en antioxidantes; extracto de limón, blanqueante y astringente; y butilenglicol, que es superhidratante. Te lo aplicas con un algodón y con él arrastras toda la suciedad que tiene la piel. No queda ni rastro de impurezas y te aporta un brillo que no te lo puedes creer. Se aplica por la noche en la piel limpia.

SERUM DMAE 15 POR CIENTO: este producto me vuelve completamente loca. Si ya el DMAE me ha fascinado siempre, encontrar algo que lo contenga en un 15 por ciento es lo más. El DMAE es un producto natural involucrado en el aumento del tono muscular, es decir, en la firmeza de los músculos y la desaparición de la flacidez. El producto contiene antioxidantes, humectantes que hidratan la piel y, lo mejor de todo, un efecto lifting que se nota a los treinta minutos de su aplicación. A los tres meses de usarlo te ves nueva, te lo aseguro. Se aplica dos veces al día sobre la piel limpia. Unos minutos después, se completa con una hidratante.

SERUM ACTIVADOR CELULAR: ya sabéis que el ácido hialurónico es el mayor hidratante conocido. Pues este serum lo contiene en un 20 por ciento. Eso, por no hablar de un complejo exclusivo de aminoácidos y oligopéptidos que se comporta como factor de crecimiento epidérmico, favoreciendo la formación de colágeno y elastina. Es increíble, porque te da un efecto *flash* inmediato impresionante. Te aporta una luz al rostro que no te proporciona ningún otro producto. Incluso si lo utilizas sobre la piel maquillada, potencia los tonos y evita un efecto artificial. Se aplica por la mañana y por la noche sobre la piel limpia.

Lo mejor de estos productos es que no son nada caros, comparados con otras marcas que contienen principios activos parecidos pero en mucha menor cantidad. Porque, eso sí, no olvides que para que las cremas y los serums sean efectivos, deben contener los principios activos en unas dosis que no incluyen los productos cosméticos al uso. Tienes que darte cuenta de que una crema que te cueste 80 euros es una crema inservible si no incorpora ingredientes en altas proporciones. Ya debes ir directamente a por productos que te aporten soluciones, no que te dejen limpio el bolsillo. Y, en este sentido, DC2 es la locura, porque, además de contenerlos, no son ni siquiera tan caros como los que no los contienen, como esas marcas cosméticas que no tienen otro efecto que el placebo.

Fuera de los DC2, hay otras cosas que me gustan, aunque confieso que no de esta manera tan enfermiza. Sigo usando productos Matriskin y confiando plenamente en ellos. El serum de colágeno, el de vitamina C y la hidratante High Perfomance están, como siempre, en mi neceser. También un producto nuevo de la marca Nutrihyal, que son cápsulas con células de ácido hialurónico y colágeno. Hay que tomar dos por día, y al cabo de dos semanas toda la piel del cuerpo aparece renovada. Es algo así como si te pusieran ácido hialurónico por todo el cuerpo. Es un tratamiento de dos meses de duración, aunque se puede alargar para mantener los resultados. Yo estoy enganchadísima desde que las descubrí, y os aseguro que hay un antes y un después en mi cuerpo.

Parto siempre de la base de que esto de las cremas es absolutamente personal y que puede ser que a ti te vaya fenomenal algo que a mí me sienta fatal, y viceversa. Pero al menos anímate a probar lo que te recomiendo.

Hay otras cosas que me interesan, como algunos productos de Clarins, una marca que siempre me ha gustado porque es muy natural. Digo natural porque no son productos con altas concentraciones de activos. Su filosofía es muy «bio» —un concepto tan de moda últimamente en lo que a cosmética se refiere—. ¿Sabías que Clarins tiene productos que no han sido reformulados desde 1954, es decir, que se mantienen tal cual? Son, sobre todo, sus aceites, que me fascinan…

Tienen productos específicos para treintañeras, como los tratamientos Multi-Active Jour para arrugas prematuras. Y unas exfoliantes maravillosas como Doux Exfoliant o Doux Peeling.

La gama StriVectin, de Sephora, ahora reformulada, también la sigo recomendando, sobre todo por su complejo especial de péptidos. Las cremas de rostro y de ojos y la exfoliante son excelentes.

Otra de las novedades que ofrece la cosmética es Restylane. Y no me refiero a la marca de ácido hialurónico que se inyecta (porque eso ya sabes que no es nuevo). De lo que hablo es de la nueva gama de cremas que ha sacado Q-Med con el mismo nombre y que prepara la piel para cualquier tratamiento estético, aumentando los beneficios de los mismos.

¿Conoces el árbol de neem? Pues es uno de los purificadores de la sangre y de los desintoxicadores de mayor alcance en medicina ayurvédica. Durante siglos, las mujeres en India han utilizado el neem como parte de su ritual de belleza. Un baño con decocción de hojas de neem ayuda a mantener una piel sana. Los emplastes a base de polvo de hoja de neem tienen un gran emoliente y una importante acción antiedad. Por otro lado, las propiedades antisépticas de la planta, en concreto de las hojas, son un remedio perfecto para combatir la bacteria del acné. Muchos le llaman la farmacia ambulante. Dicho lo cual, os cuento que la firma Keims, fundada por la modelo Christy Turlington e inspirada en la filosofía ayurvédica, tiene una crema estupenda aconsejada para todos estos problemas de piel:

- Afectadas por cambios hormonales (acné, menopausia...).
- Reactivas.
- Quemadas por el sol.
- Sometidas a tratamientos médico-estéticos, como dermoabrasión, roacután, cirugías, ácido glicólico...
- Expuestas a temperaturas extremas.

Por último, quiero recomendaros un producto que me fascina y que no sirve exclusivamente para el rejuvenecimiento de la piel, sino para muchas otras cosas, como ayudar a reducir el dolor articular o aumentar la densidad ósea. Es de esos productos que son beneficiosos por dentro y por fuera, y se llama Colnatur. Se trata de una proteína de colágeno muy asimilable que se toma como complemento alimenticio y que se puede comprar en farmacias. Está indicado para personas con dolor articular originado por desgaste, envejecimiento o traumatismo, mujeres desde la premenopausia y todos aquellos que quieran mantener una buena presencia física (cuerpo flexible y piel tersa). A los dos meses empezarás a ver y a notar los resultados.

Si queréis un lugar donde encontrar todos los productos cosméticos y *antiaging* que podáis imaginar, os recomiendo la farmacia *online* Meritxell (*www.farmaciameritxell.com*), un pozo sin fondo especializado en productos internacionales. La lista de productos a la venta es infinita, aunque la propia Meritxell Martí destaca el factor de crecimiento EFG como lo más novedoso y rompedor en cuanto a estética. Se trata de un suero (unos 90 euros) que regenera la piel y la rejuvenece de manera espectacular. «Si alguien quiere hacerse un buen *antiaging*, o viene a mi farmacia o se tiene que ir al extranjero», dice.

Los consejos de Moncho Moreno, el maquillador de las *celebrities*

Considero a Moncho uno de los mejores profesionales de cabello y maquillaje de este país. Hablo con conocimiento de causa, porque me he puesto en sus manos y conozco su manera de trabajar. Por eso sé que sus consejos, en cuanto a peinados y maquillaje, son una verdadera joya para este libro. Moncho es el maquillador estrella de las *celebri-*

ties nacionales e internacionales, desde la reina Noor de Jordania, hasta Paulina Rubio, pasando por Isabel Preysler, Paloma Cuevas, Sara Carbonero o Antonio Banderas. Trabaja para publicaciones como *¡Hola!, In Style, FHM, Vogue, Telva*… En fin, es capaz de transformar el rostro de cualquier persona sacando lo mejor de ella. Nadie como él nos conoce, así que nadie como él para darnos las claves y los consejos que necesitamos.

Para Moncho hay detalles imprescindibles a la hora de lucir impecable: llevar unas cejas limpias y arregladas, utilizar un buen rizador de pestañas para conseguir una mirada más intensa, ser generosas con la máscara de pestañas (aplica una capa encima de la otra esperando siempre a que se seque la anterior para que no se apelmace ni forme grumos), sustituir la base de maquillaje por una crema hidratante con color para conseguir una buena cara, aplicar una pincelada de colorete en la parte superior del pómulo e hidratar los labios con un bálsamo con color. Además, hay que llevar las uñas bien arregladas, no necesariamente pintadas, pero sí limadas y pulidas. El brillo del cabello también es importantísimo, aunque lo lleves recogido en una coleta. Con estos cuidados básicos ya estás lista para salir cada mañana a la calle sin que parezca que te acabas de caer de la cama.

Pero ¿y para una fiesta? ¿Hay algún detalle de nuestro maquillaje que sea imprescindible para estar a la altura? Pues sí. Según Moncho, una buena base de maquillaje es fundamental, mejor cuanto más ligera. Para una ocasión especial recomienda sustituir la sombra de ojos habitual por otras con pigmentos metálicos o irisados y aplicar un buen trazo de *eyeliner* (difuminado o puro) en el extremo del párpado superior. En cuanto a los labiales, tonos rojos y ciruela siempre mates. Y si usas un *nude*, siempre con un toque de *gloss* en el centro del labio para que dé mayor sensación de volumen.

TRUCOS PARA UN RESULTADO 10

- LOS OJOS: hay que comenzar maquillándolos. Es imprescindible empezar empleando el rizador de pestañas para calibrar la fuerza que puede alcanzar la mirada. Inmediatamente después, el ojo nos va a pedir la mitad de la cantidad de producto que habitualmente hubiésemos puesto.
- EFECTO «FALSO *EYELINER*»: si quieres que parezca que has utilizado *eyeliner* para dar fuerza a la mirada, es muy fácil conseguirlo. Simplemente tenemos que poner muchas capas de máscara de pestañas, dejando, eso sí, que cada capa se seque antes de aplicar la próxima.
- TODO AL NEGRO: en el caso de que desees destacar los ojos sobre cualquier otro rasgo del rostro o quieras enfatizar su color, apuesta por marcar con lápiz negro

→

la parte interior del párpado inferior. Es cierto que el efecto óptico es el de disminuir el tamaño del ojo, pero la intensidad de la mirada es mucho mayor. Y a la hora de escoger el lápiz, busca uno lo más cremoso y graso posible, pues así se deslizará y fijará con mayor facilidad.

- CLARO-OSCURO: si lo que queremos es aportar un extra de luminosidad a nuestros ojos, debemos poner el tono oscuro y luego el más claro para conseguir la luz deseada.

- EL RUBOR PERFECTO: actualmente no se puede hablar de un único tipo de lo que hasta ahora se solía denominar «colorete». Lo último para destacar los pómulos es el rubor, con el que conseguiremos un aspecto joven y fresco al más puro estilo «lolita». Cada quien puede escogerlo en su textura favorita: líquido, polvo, crema, aunque personalmente me decantaría por la fórmula en polvo.

- EN EL PUNTO MÁS ALTO: para aplicar exactamente el rubor en el lugar ideal, debemos localizar, haciendo que la persona maquillada sonría, la parte más elevada del pómulo. En cuanto a las tonalidades más indicadas, destacar que las mates son las más favorecedoras porque las que llevan pigmentos brillantes conllevan un claro inconveniente: por la proximidad entre los pómulos y la nariz, el exceso de brillos puede crear un efecto óptico desagradablemente grasiento. Debemos apostar por rubores en todas las variedades del rosa ácido, que resulta incuestionablemente favorecedor.

- LABIOS A MEDIDA: este truco es aplicable a todo tipo de bocas, tanto las de labios gruesos como finos. Con este consejo vamos a poder «dibujar» la boca del modo que deseemos. Se ha convertido en un error muy generalizado el hecho de «desdibujar» el contorno de la boca y el color de los labios aplicando la propia base de maquillaje. Ahora existen barras específicas de color carne que permiten rebajar el color labial y sobre las que después podremos aplicar el tono o los brillos labiales elegidos.
- PIEL PERFECTA: en contra de lo que muchos creen, para que la base de maquillaje se fije correctamente, no es necesario aplicar mucha cantidad de crema hidratante. Es mejor limpiar la cara previamente al maquillaje con agua y jabón y poner, si se desea, una pequeña cantidad de hidratante, ya que un exceso de ésta absorbería el efecto del maquillaje, sobre todo en el caso de las pieles grasas.
- MAQUILLAJE EN DOS PASOS: para conseguir un maquillaje más consistente y duradero, lo ideal es hacerlo en dos pasos. Primero, maquíllate antes de arreglarte, y después de vestirte, lo ideal es que te des un toque final, que te permitirá corregir, ya sea por exceso o defecto.

→

- NO AL EFECTO EMPOLVADO: si tras aplicar la base de maquillaje, la piel resulta mate y con una apariencia empolvada, no tengas miedo de aplicar un poco de hidratante de textura acuosa o incluso mezcla la crema con la base para aplicarla desde el principio y obtener un extra de luminosidad.

Por cierto, que a los trucos de Moncho añado yo de mi cosecha un par de productos que me fascinan y que he descubierto últimamente. Uno es una máscara de pestañas de Rimmel que se puede encontrar fácilmente en perfumerías y grandes superficies. El nombre es The Max Bold Curves y te deja las pestañas espectaculares, como abanicos. Un poquito de serum crecepestañas y luego un par de pasadas de esta máscara, y parecerá que las llevas postizas.

Otra de las cosas que me encantan son los polvos Bronzing, de Mac. Es que no se pueden soportar de lo maravillosos que son. Te hidratas la piel convenientemente, te los aplicas con una buena brocha, y a la calle. No necesitas nada más. Recuerda que el uso del maquillaje sólo debería estar permitido para acudir a una fiesta, no para el día a día. Te ensucia la cara y, además, te da una imagen de cara acartonada que te mueres.

Por último, os confieso mis preferencias en cuanto a sombras de ojos: son estupendas las de Dior y Saint Laurent por sus tonos y adoro las de Bobbi Brown para los ahumados.

Los secretos del maquillaje terapéutico

Los enfermos de cáncer a los que la enfermedad les ha dejado secuelas en la cara tienen una gran batalla que ganar: la de la autoestima. También quienes tienen problemas cutáneos y trastornos en la piel como melasmas (manchas), vitíligo (despigmentación), discromías (diferencias de coloración), nevus (lunares), acné, cuperosis (capilares enrojecidos), dermatitis atópica, cicatrices... y hasta quienes han sufrido quemaduras faciales. Todos ellos pueden camuflar perfectamente las imperfecciones gracias al maquillaje terapéutico, cuya unidad pionera está en el Hospital Ramón y Cajal de Madrid. Las maquilladoras de esta unidad enseñan a los pacientes a disimular cualquier tipo de marca y hasta a reconstruir partes del rostro sin demasiados esfuerzos.

Las manchas se camuflan gracias a maquillajes correctores y a la óptima utilización de los tonos, igual que las cicatrices, con un espesor concreto de maquillaje. Crema hidratante, polvos fijadores, colorete, maquillaje, sombras... todos estos productos son capaces de devolver la autoestima a los pacientes. Las especialistas de la unidad recomiendan el uso de productos sin perfume y antialérgicos para obrar este milagro, un milagro que salió de la cabeza del jefe de servicio de Dermatología del hospital y uno de los dermatólogos que más confianza me da, el doctor Pedro Jaén.

Gracias a los cursos de esta unidad, muchas personas han conseguido salir por la puerta con la cabeza bien alta y con experiencia suficiente como para saber maquillarse en todos los momentos en los que su enfermedad alcance intensidad diferente.

¿DÓNDE?

Unidad de Maquillaje Corrector del Hospital Ramón y Cajal de Madrid.

¿PARA QUIÉN?

Para todas las personas con problemas dermatológicos como melasmas (manchas), vitíligo (despigmentación), discromías (diferencias de coloración), nevus (lunares), acné, cuperosis (capilares enrojecidos), dermatitis atópica, cicatrices o quemaduras que quieran recuperar su autoestima y su rostro.

2
Janson Beckett, mi gran descubrimiento

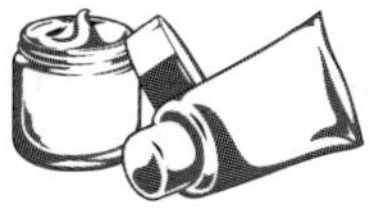

En esto de la belleza, yo me paso el día buscando y buscando. Mi curiosidad periodística y mi interés por todo lo que rodea a ese mundo me hacen no parar de investigar sobre todos los productos que van saliendo nuevos. Mi último gran descubrimiento y uno de los nombres que más fiabilidad me da es el de Janson Beckett. Es una marca de absoluta garantía y de las más avaladas del mundo por usuarios e investigadores. Os aseguro que es lo más. Yo, que he buscado por todos lados, me he encontrado final y afortunadamente con esto, una línea de productos cargada de componentes y principios activos de los que voy a hablarte a continuación para que sepas qué contiene exactamente lo que te aplicas. Es, de hecho, la primera línea que te desglosa, péptido a péptido, lo que lleva dentro. Todo un lujazo y una marca que, sin duda alguna, establece la diferencia con respecto a las demás. Cosmecéutica en estado puro. Chorros de principios activos para tu piel.

Janson Beckett es una marca mitad americana, mitad turca, y está a punto de aterrizar en España, si es que no lo ha hecho ya cuando estés leyendo estas líneas. Para empezar, voy a contarte cuáles son sus principales ingredientes y para qué sirven:

EL ÁCIDO ALFA-LIPOICO: un avanzado antioxidante que combate los radicales libres. Algunos investigadores afirman que es un antioxidante cuatrocientas veces más potente que las vitaminas C y E. El ácido alfa-lipoico se puede encontrar en los productos AlphaDerma CE, DermaExcel 7 y en la vitamina C Ester de la Crema de Noche y Día.

EL ALFA-TOCOFEROL: comúnmente conocida como vitamina E. Se considera un antioxidante muy eficaz que protege y repara los daños de la piel debidos a los radicales libres y a otros factores.

ARGIRELINE: nombre comercial de acetil hexapéptido-3; es un ingrediente cosmético que produce efectos similares a los del bótox mediante la inhibición de las señales nerviosas que controlan la contracción de los músculos faciales, alisando y previniendo las líneas faciales y las arrugas. Es uno de los principales ingredientes de los productos estrella de la marca, AlphaDerma CE, OkuSil y DermaExcel 7.

LOS ANTIOXIDANTES: sustancias que eliminan los radicales libres causados por la oxidación celular, previniendo y reparando los daños en la piel y el envejecimiento. Los productos de Janson Beckett incluyen antioxidantes como el ácido alfa-lipoico, la vitamina C Ester, sal de fosfato de magnesio o ascorbato de sodio.

EL COLÁGENO: es una parte integral de la estructura de soporte de la piel, manteniéndola firme y juvenil. Nuestro cuerpo produce menos colágeno a medida que envejecemos. Los productos Janson Beckett permiten a nuestro colágeno hidrolizado ser absorbido en los niveles inferiores de la epidermis, es decir, en la capa de «nacimiento» de las células nuevas.

LA COENZIMA Q10: es una sustancia similar a las vitaminas presentes en las células humanas que es responsable de la protección celular y la respiración celular. Mejora el funcionamiento de la célula y actúa como un antioxidante fuerte. También es beneficiosa en la producción de colágeno y elastina. Es una pequeña molécula que penetra la piel fácilmente.

DMAE: dimetilaminoetanol (DMAE), a menudo llamado «limpieza de cara en un frasco» por algunos especialistas de la piel. Ayuda a la firmeza y a reforzar la piel. Con el uso regular de DMAE se da a la piel un aspecto más definido y una apariencia juvenil.

ELASTINA: es el ingrediente principal en nuestra piel, que le permite estirarse y florecer de nuevo sin dejar marcas (nuestro cuerpo produce menos elastina a medida que envejecemos). Janson Beckett utiliza una materia prima exclusiva, elastina liofilizada en polvo concentrado, compuesta por casi el cien por cien de aminoácidos.

EMOLIENTES: sustancias que lubrican, suavizan y calman la piel. También pueden prevenir la pérdida de agua y son a menudo un componente clave en la fabricación de lociones y otros productos cosméticos.

ACEITES ESENCIALES: curan y alivian la piel mientras que también ofrecen beneficios antisépticos y antibióticos.

GLICERINA: es un humectante natural, lo que significa que atrae la humedad a la piel. Por lo tanto, ayuda a hidratar y suavizar.

EL ÁCIDO GLICÓLICO: se utiliza la versión de una familia de ácidos alfa-hidróxilos (ácidos de frutas), que generalmente se deriva de la caña de azúcar. Es un agente exfoliante que se «filtra» por debajo de las células muertas de la piel y «despega» desde la superficie. La piel queda más suave y renovada con el beneficio añadido de ácido glicólico, que ayuda a extraer la humedad en las células de la piel. Las concentraciones típicas incluyen de un 10 a un 15 por ciento de ácido glicólico (las concentraciones más altas se deben utilizar con mucho cuidado, ya que las exfoliaciones químicas profesionales rondan el 50 por ciento de concentración).

HEPTAPÉPTIDO (SNAP-7): es un péptido sintético cosmecéutico. Una evolución en la lucha contra el envejecimiento. Imita los efectos del bótox mediante la reducción de los movimientos repetitivos musculares que causan las arrugas. Snap-7 se encuentra en el tratamiento de arrugas DermaExcel 7, junto con Argireline y Leuphasyl.

EL ÁCIDO HIALURÓNICO: es un componente natural de la piel que trabaja con el colágeno y la elastina ayudando a la estructura de la piel. La aplicación tópica hidrata y rellena la piel en las líneas de expresión proporcionando un aspecto más suave de la piel. Restylane es el nombre comercial común para las inyecciones de ácido hialurónico con una duración de los efectos normalmente seis meses.

LOS LISOSOMAS: son encapsulaciones esféricas, con una consistencia similar a una membrana celular, utilizados para el transporte de los ingredientes en la piel. El material contenido en el lisosoma se deposita en la celda cuando entra en contacto con la membrana celular. Ofrece un mecanismo de entrega objetivo, que también puede suministrar los ingredientes en un periodo de tiempo.

MINERALES Y OLIGOELEMENTOS: es decir, magnesio, calcio, potasio, sodio fosfórico, hierro, manganeso, zinc, cobre... Son esenciales para mantener las células del cuerpo saludables y son necesarios para la actividad sana de las células. Las células deficientes en minerales y oligoelementos no funcionan de manera óptima.

OCTIL METOXICINAMATO: agente protector solar para proteger la piel contra los daños de los rayos UVA y UVB.

PALMITOIL PENTAPÉPTIDO 3: nombre comercial de Matrixyl, fue desarrollado por Sederma S.A. y Procter & Gamble. Ofrece beneficios similares al retinol, estimulando la síntesis de colágeno y elastina, pero sin irritar la piel.

PENTAPÉPTIDO (LEUPHASYL): es otro ingrediente de los multipéptidos. Inhibe pequeñas arrugas causadas por los movimientos musculares a través de un mecanismo alternativo, mediante la interrupción de una descarga eléctrica de los nervios. Es un complemento de otros péptidos que inhiben las arrugas, como Argireline y Snap-7.

PÉPTIDOS: son porciones de proteínas, también conocidos como aminoácidos, que son esenciales para los procesos corporales. En el cuidado de la piel, los péptidos más comunes son los sintéticos que o bien mejoran o bien inhiben las células de comunicación o de la actividad. Los péptidos son el motor de corriente dentro de la industria cosmética y son el principal vehículo de los beneficios de tipo farmacéutico.

RETÍN-A: la tretinoína tópica es una receta única, una forma de vitamina A que se utiliza normalmente para tratar el acné (Retín-A y Avita) o para reducir la apariencia de las arrugas finas y la decoloración de la piel moteada (Renova).

RETINOL (AFAXIN): es la forma animal de la vitamina A. Se trata de un ingrediente conocido por ayudar a mejorar la estructura de la piel, estimulando el colágeno y la elastina.

MANTECA DE KARITÉ (SHEA NUT BUTTER): lípidos de plantas naturales. Es una crema hidratante y calmante de la piel.

SOJA: es un antioxidante y un antiinflamatorio y ofrece un efecto estimulante del colágeno. Los extractos únicos de soja de Janson Beckett contienen cinco elementos esenciales: isoflavonas, glucoproteínas, proteoglicanos, hidratos de carbono y polímeros de mucopolisacáridos.

VITAMINA C ESTER: también conocida como palmitato ascórbico, impulsa la acción antioxidante de protección y favorece la reparación del daño pasado mediante la ayuda a la producción de nuevo colágeno. Janson Beckett utiliza una forma científicamente avanzada de la vitamina C Ester, con una solubilidad que permite que la absorción se produzca más fácilmente que con otras formas de vitamina C.

Ahora que conoces cuáles son todos los ingredientes y para qué sirven, te presento los productos estrella de esta marca. Estoy segura de que, como yo, vas a encontrar más de uno que se adapte a tus necesidades. Con ellos tienes la garantía de que estás aplicándote en la piel las concentraciones más elevadas permitidas sin receta de ingredientes que actúan directamente contra el envejecimiento, la flacidez, la piel apagada, los descolgamientos y las arrugas. Bienvenidos al mundo de los péptidos en estado puro.

CREMA DE NOCHE TIEMPO LIBERADOR CON ÁCIDO ALFA-LIPOICO, VITAMINA C ESTER Y DMAE: la combinación de ácido alfa-lipoico, vitamina C Ester y DMAE ha sido probada como un tratamiento inmejorable para el cuidado antienvejecimiento de la piel. Ha sido formulada con la concentración muy alta de ingredientes, pero sin que se necesite receta médica. Además, tiene té verde, proteína de soja y diversas cremas hidratantes y calmantes de la piel. El resultado, una fórmula que te ofrece los máximos beneficios de regeneración mientras duermes. Usándola con regularidad, mejorará el aspecto y la salud general de tu rostro.

CREMA DE DÍA CON ÁCIDO ALFA-LIPOICO, VITAMINA C ESTER Y DMAE: el uso de este trío de ingredientes produce beneficios que combaten y reparan el daño de los radicales libres. Repara, nutre y humedece. También hidrata, gracias a la manteca de karité.

BLOQUEADOR SOLAR HIDRATANTE: esta crema hidratante con bloqueador solar para cara y cuello con SPF 40 se absorbe rápidamente como si no estuvieras usando nada. Protege contra los daños causados por el sol y el medio ambiente.

TRATAMIENTO ANTICELULÍTICO PROFILE: posee una mezcla única de ingredientes que ayudan a mejorar la textura de la piel y la apariencia apretando, reafirmando y reduciendo la celulitis. La fórmula incluye los últimos avances cosméticos en la mejora y adelgazamiento del cuerpo. Estimula la quema de grasa y promueve el adelgazamiento, suavizando las áreas de celulitis. El metil-nicotinato facilita la vasodilatación, que aumenta la circulación y deja una piel más sana. La cafeína propicia un estiramiento instantáneo de la piel y la reducción de líquidos, y los aceites esenciales desintoxican y estimulan el drenaje linfático.

ALPHADERMA CE, LA MEJOR ALTERNATIVA AL BÓTOX Y UN MILAGRO PARA LAS ESTRÍAS: es el paso más fuerte para revertir las finas líneas y la profundidad de las arrugas en la cara y el cuello producidas por el envejecimiento. Esta fórmula disminuye las estrías producidas por el embarazo y la pérdida de peso y las cicatrices mientras afirma la flacidez de la piel. Los ingredientes clínicos en AlphaDerma CE son los que la hacen tan eficaz. El acetil hexapéptido-AH3 (Argirelina) relaja las contracciones musculares faciales para alisar las finas líneas y la profundidad de las arrugas. El DMAE ya es reconocido como un tratamiento clínico para combatir el envejecimiento de la piel. El ácido alfa-lipoico es el antioxidante más potente en el mercado y ayuda a reparar y prevenir el envejecimiento. La elastina es el ingrediente principal en la piel, que permite que se estire sin dejar estrías. El colágeno es una parte integral de la estructura de soporte de la piel. Pues bien, AlphaDerma CE es el único producto que contiene todos estos ingredientes antienvejecimiento. Una auténtica bomba.

Este producto puede ir a veinte capas de células de profundidad, es decir, eficacia total. Es suave como la seda, no deja sensación de grasa ni olores y se absorbe al instante.

Una inyección quirúrgica de bótox está diseñada para paralizar los músculos faciales y evitar que se contraigan.

AlphaDerma CE está formulado con acetil hexapéptido 10 por ciento 3 (AH3), también conocido como Argireline, que es el único ingrediente en cosméticos hoy en día que ofrece los mismos resultados que el bótox. Bloquea las señales nerviosas que controlan la contracción de los músculos faciales y esto produce una reducción significativa, tanto en la profundidad como en el tamaño de las arrugas y las líneas finas. Una concentración superior al 10 por ciento no presenta beneficios significativos y supone un daño para la piel. AlphaDerma CE contiene un 10 por ciento de Argireline, que es el porcentaje más seguro. Argireline ha demostrado una reducción visible del 27 por ciento de la profundidad de las arrugas, después de treinta días, y una reducción del 17 por ciento de las arrugas alrededor de los ojos, después de quince días de tratamiento. Las pruebas también muestran una mejora del 39 por ciento en la suavidad, el 42 por ciento de mejoría de la sequedad y el 45 por ciento de mejoría en el tono general de la piel.

AlphaDerma CE contiene una gran cantidad de elastina y colágeno para reducir y prevenir la aparición de estrías y cicatrices. La primera es el principal ingrediente de nuestra piel, que le permite estirarse sin dejar marcas. El colágeno es una parte integral de la estructura de apoyo natural de la piel, lo que refuerza y vuelve a poner elastina en ella. De hecho, AlphaDerma CE contiene los raros y costosos polvos concentrados de elastina liofilizada, que ocupa casi el cien por cien de contenido de aminoácidos, por lo que es diez veces más potente que los productos estándar de elastina utilizados. Usando AlphaDerma en las zonas donde las estrías ya existen, éstas se aclararán y mejorarán.

EL SERUM REJUVENECEDOR INTENSIVO DE OJOS OKUSIL, con el 10 por ciento de Argireline: es la mejor solución para toda el área del ojo, las ojeras y las bolsas. También está el FACIAL SKIN PREP, una fórmula preparada a base de ácido hialurónico y AH3 hexapéptido; EL SERUM FACIAL VITAMINA C&C, una combinación explosiva de antioxidantes; el DERMAEXCEL 7, que elimina la aparición de arrugas extremas y muy profundas mediante la combinación de los péptidos más avanzados y el NEKADERM-EL, DMAE en su máxima expresión para potenciar la firmeza y la elasticidad de la piel del cuello en sesenta días.

3
Retoques nasolabiales de última generación

Cuando pregunto a los expertos cuáles son las novedades que van apareciendo en el mundo de la estética para hacerse nuevos «retoquitos», todos los médicos con experiencia me repiten la misma frase, la máxima que ellos usan y que ya te he enunciado anteriormente: «Hay que conocer lo último, pero utilizar siempre lo penúltimo». Es decir, que hasta que no veamos los resultados que ha dado tal técnica, mejor no aplicárnosla en nuestro rostro. Hay que comprobar la efectividad de cualquier cosa primero, por mucho que nos la recomienden. Mientras tanto, es mejor quedarse con lo de siempre.

Una nariz nueva en quince minutos

Hay técnicas aplicadas por cada profesional que no son nuevas, sino que son el resultado de años de experiencia. Una de las que a mí me llama más la atención es la que yo llamo de «la nariz de quita y pon». Sí, como te lo digo. ¿Sabías que a partir de unos 1.000 euros puedes tener una nariz nueva? Bueno, nueva y transitoria, porque este tipo de nariz se esculpe a golpe de pinchazo con un material que tu cuerpo reabsorbe, así que dentro de unos meses, o te la retocas o vuelves a tener tu «napia» de siempre. Es que no hay nada con lo que el ácido hialurónico no pueda. Sirve casi para todo.

Lo cierto es que la primera vez que me hablaron de ello, no me creí nada, pero cuando la doctora Ana Vila Joya, licenciada en Medicina y Cirugía por la Universidad de Barcelona y con posgrados en medicina estética y láser en París, Londres y Nueva York, me enseñó los resultados en las caras de varias de sus pacientes, aluciné en colores. La técnica en cuestión se llama rinomodelación.

¿QUIÉN ES UN BUEN CANDIDATO PARA LA RINOMODELACIÓN?

Cualquier persona que quiera redefinir su nariz sin pasar por un quirófano. Se trata de corregir pequeñas imperfecciones, no de disminuir el tamaño. Quienes tienen deformidades importantes no son candidatos a los que se puedan realizar estos rellenos. Ellos sí necesitan un procedimiento quirúrgico.

¿CUÁNTO DURA LA INTERVENCIÓN?
En apenas quince minutos podrás tener una nariz prácticamente nueva.

¿POR QUÉ MERECE LA PENA ESTA ALTERNATIVA?
Por su precio: unos 1.000 euros frente a los casi 6.000 que puede costar una cirugía. También porque los resultados son buenos, siempre que te pongas en manos de un buen profesional. Con un pequeño pinchacito aquí y otro relleno allá se consiguen buenos resultados. La clave es saber rellenar los volúmenes justos en los sitios apropiados.

¿CUÁNTO DURA?
Entre uno y dos años, ya que se hace con un relleno reabsorbible. A partir de ese momento se mantiene con pequeños retoques.

Rinoplastia: narices exclusivas

Una de las operaciones de estética más demandadas, si no la que más, sigue siendo la rinoplastia. Sobre este tipo de cirugía no hay grandes novedades en cuanto a técnicas o sistemas más o menos invasivos. Sin embargo, sí que he descubierto a nuevos y exclusivos doctores que se encuentran a la cabeza en estas operaciones a quienes podría recomendar con los ojos cerrados.

Si ya en *Diez años más joven* os contaba que el doctor Antonio de la Fuente era el mejor profesional en cuyas manos podías poner tu nariz, ahora añado otro nombre, el del otorrino Antonio Néstor Galindo Campillo, que trabaja en la Ruber Internacional de Madrid. No sólo opera de maravilla, sino que no tiene pelos en la lengua. «Hay que desconfiar de clínicas como Corporación Dermoestética para este tipo de operaciones, ya que si el precio total que te ofrecen oscila en los 3.000 euros es porque allí no van los primeros espadas a operar. Si en la Ruber se cobran 6.000 por una rinoplastia es porque ofrece todas las garantías. Hay que tener en cuenta que el precio de una noche de hospitalización y de la operación es de 3.000 euros, y eso es inamovible y fijo en todos lados. A eso hay que sumarle siempre el trabajo de los profesionales. Cuando hablamos de precios más bajos no hay garantías».

El doctor Galindo no es muy partidario de los rellenos como los que se aplican en la rinomodelación. «No me parece mal para pequeños detalles, pero sólo en áreas de dos o tres milímetros. He operado a señoras que se habían puesto rellenos una y otra vez y tenían los tejidos medio putrefactos. Insisto, no lo veo mal, pero siempre que la cantidad sea muy pequeña. Con esto ocurre lo mismo que con el bótox, que está bien ponerse un poco si se casa tu hijo, pero no de manera mecánica cada seis u ocho meses».

Y si uno se decide por la rinoplastia, continúa diciendo el doctor Galindo, hay que ponerse en manos de un buen profesional: «Las cirugías de las rinoplastias son mucho menos agresivas ahora de lo que eran antes. Ahora se tratan mejor los tejidos y se tiene muy en cuenta la opinión del paciente. No hay técnicas nuevas, sólo la habilidad de un buen cirujano que sea conservador y capaz de hacer una nariz que sea siempre estable. Por eso hay que acudir a un buen profesional y tener en cuenta que no todos los cirujanos plásticos saben hacer de todo. El que es bueno en mamas no tiene por qué serlo en nariz o en traseros. De ésos hay muy pocos. Antonio de la Fuente es uno de ellos».

Perfilar labios no es rellenarlos

Rellenar o no rellenar, he ahí la cuestión. Las mujeres tenemos una rara obsesión por la boca. Estamos convencidas de que hay que tener unos labios gruesos para resultar más atractivas. Muchas se hacen rellenos sin ton ni son, se ponen en manos de supuestos médicos que cumplen las órdenes de las pacientes de pinchar mililitros a raudales con tal de sacarles el dinero. Y qué decir del daño que han hecho en las bocas aquellos rellenos de colágeno permanentes que se pusieron tan de moda hace unos años. No ha habido marcha atrás. De aquellos polvos vinieron estos lodos, convertidos en bocas choriceras sin perfilar que convierten a las mujeres en algo parecido a una muñeca hinchable.

¿Pero quién les ha dicho a las mujeres de medio mundo que están más guapas con los labios gruesos? ¿De dónde se han sacado esa teoría absurda mujeres de ojos y nariz maravillosos a quien una boca arreglada no ha hecho más que afearlas?

Menos mal que hay doctores como José Vicente Lajo, médico estético y cirujano cosmético, que pueden sacar a muchas mujeres del engaño en el que viven. Profesionales que, como él, saben decir no y explicar a sus pacientes por qué no.

LO QUE DEBES SABER ANTES DE RELLENARTE LOS LABIOS, SEGÚN EL DOCTOR LAJO

- Proporciones: la comisura tiene que ser la mínima expresión. En el momento en que se pone demasiado relleno en esa parte, ya resulta artificial. El extremo de la boca debe ser siempre lo más fino posible. Además, el labio inferior ha de ser un tercio mayor que el superior.
- Problemas con los que se encuentran los especialistas:

- Cuando la dentición de la paciente no es regular, el resultado no va a ser homogéneo. El labio siempre tiene que apoyarse con firmeza en la dentadura. Cuando esa dentadura no es homogénea, el trabajo es mucho más complejo y, en la mayoría de los casos, hay que buscar otras alternativas, como perfilar los labios o marcar los puntos de Cupido (los piquitos superiores del labio de arriba). Quienes únicamente pueden disfrutar de una versión homogénea del labio son las personas que tienen los dientes bien colocados.
- Cuando la distancia entre la nariz y el labio es corta, hay que tener mucho cuidado con la cantidad que se pone. Un milímetro de más puede afearlo todo.
- Si la paciente tiene una musculatura grande y fuerte alrededor de los labios, no es aconsejable rellenar.
- La longitud de los labios puede ser también un problema: las bocas grandes con labios finos no resultan demasiado armónicas con relleno, por poco que pongas.

- ¿Materiales permanentes o reabsorbibles? Ya no se usan los permanentes. Lo mejor es el ácido hialurónico. No hay certeza de que con materiales permanentes el labio vaya a estar siempre igual. Puede ser que

→

aguante entre cuatro y seis años y luego empiece a crecer. Sin embargo, a partir del tercer tratamiento con ácido hialurónico se producen una serie de cambios morfológicos en la zona de la mucosa que hacen que el labio empiece por sí solo a adquirir la forma que se le ha ido dando a través de los años con el producto.

- El truco del doctor Lajo: poner siempre menos cantidad de relleno de la que le piden sus pacientes. Él prefiere siempre retocar en una segunda visita que pasarse en la primera. Es conveniente actuar de esta manera, porque a veces hay personas con labios que reaccionan con efectos exagerados.
- ¿Cuánto cuesta? Unos 450 euros aproximadamente por sesión. Se necesita una sesión más una revisión a las tres semanas.

El doctor José Vicente Lajo es experto en el perfilado de labios: «Me encanta que el labio respingue en el reborde. El gran secreto para eso es usar poca cantidad de producto para hacer que realce. A eso le llamo perfilado labial. Es muy bueno como prevención para la salida del llamado código de barras, esas pequeñas arruguitas verticales que salen sobre el labio superior. Sin embargo, si ya las tienes, lo mejor es tratarlas con láser o un peeling fuerte. A veces, yo perfilo el labio aunque no me lo pidan. Es ideal para labios desdibujados y para redondear y hacer en forma de corazón los que son muy rectos».

4
La arruga y la mancha, como en la ropa, nunca son bellas

Hay pequeños «retoquitos» que pueden hacerte estrenar imagen cada poco tiempo. Y no sólo retoques; tratamientos que no son nada agresivos y que tal vez nunca pensaste que te harían falta y que dan grandes resultados a partir, sobre todo, de una edad madura. Porque, no nos engañemos, la arruga, sobre todo si es en la cara, no es nada bella. Lo primero que debes de tener en cuenta, si te vas a poner frente a una aguja, es que ni una esteticista ni una enfermera pueden pinchar. Tan sólo un médico puede hacerlo. Lo segundo, desconfía siempre de cualquier producto que traten de venderte por internet. Ya sabes que lo barato sale caro y que al final únicamente debes confiar en lo que sale de la jeringuilla de un buen profesional.

Está claro que lo mínimamente invasivo es lo que está de moda: poco sufrimiento a cambio de casi el mismo resultado. Hacerse un lifting ya no se lleva. Ahora estamos entrando en una etapa de auténtica revolución en el mundo de la reparación y la remodelación cutánea.

Lo último son las INFILTRACIONES CON MICROCÁNULAS. «La cánula evita que el tejido sangre. Si encuentra un obstáculo, lo notas, mientras que una aguja corta las venitas», dice la doctora Vila Joya. Total, que con las microcánulas se reduce el número de pinchazos, el sangrado y el dolor. Son lo último para introducir ácido hialurónico con el silicio orgánico y otras vitaminas para tensar el óvalo facial, por ejemplo.

El doctor Jesús Sierra Antiñolo, médico y cirujano pionero en el uso del bótox para fines estéticos en España, también realiza lo que se conoce como BIOPLASTIA, una técnica refinada y precisa de remodelación facial (pómulos, surcos, mejillas, mentón...): «Se realiza con pequeñas microcánulas a distintos niveles dérmicos, subdérmicos y supraperiósticos con ácido hialurónico. La utilización de minicánulas minimiza la presencia de hematomas y el paciente puede hacer vida normal. No deja señal alguna en la piel».

Para REJUVENECER LA MIRADA, el doctor Antonio de la Fuente, jefe de la Unidad de Cirugía Plástica, Reparadora y Estética del Hospital Ruber Internacional rellena el surco nasoyugal (surco de la lágrima) con la técnica LIPOFI-

LLING, que consiste en infiltrar grasa del paciente con las microcánulas.

La doctora Vila Joya tiene entre los platos fuertes de su carta de elixires de juventud el TRIFASIC FLASH y el BABY FACE. ¿Necesitas una cura de emergencia? ¿Tienes un acontecimiento lúdico-festivo al que tienes que ir monísima de la muerte? El TRIFASIC FLASH es lo que necesitas. Se trata de una aplicación de ingredientes en tres fases que permite la interacción de las vitaminas con el resto de componentes logrando que penetren en la piel de manera óptima. Así funciona:

- Aplicación de una crema exfoliante para retirar todas las células muertas de la piel.
- Se inyecta un preparado de vitaminas + ácido hialurónico por todo el rostro.
- Se aplica una mascarilla de vitamina C con un efecto *flash* instantáneo que borra todos los signos de cansancio. El resultado es una piel luminosa y muy radiante.

Con la técnica de las cánulas blandas que, como os digo, es lo último en rejuvenecimiento facial, la doctora Vila Joya realiza lo que llama BABY FACE. El objetivo es tratar varias zonas de la cara sin que el rostro pierda naturalidad:

- Trata los pómulos, el mentón, el arco mandibular y las bolsas y ojeras.

- Usa ácido hialurónico con pequeñas cánulas del mismo diámetro que las agujas, pero con punta roma para evitar sangrados.
- El resultado es un efecto tensor o *lift* de la región lateral de la cara, devolviendo los contornos faciales originales de la juventud y dando gran luminosidad.
- Dura entre un año y dieciocho meses.

Recuerda también que, dentro del mundo de las infiltraciones, los productos que más testados están en lo que a bótox se refiere son los de Allergan. Este dato te puede resultar clave si quieres darte algunos «pinchacitos».

El mejor quitamanchas

La mancha es una de nuestras grandes enemigas. Para algunas, más incluso que la arruga. Llega un momento de la vida de la mujer en el que de repente una mañana te levantas y ¡chas!, te das cuenta de que tienes una sombrita sobre el labio superior que se asemeja al bigote o que en mitad de la frente te ha salido una mancha oscura. Las manchas se colocan en cualquier lado de nuestro rostro sin discriminación, como les da la gana.Y entonces empiezan los quebraderos de cabeza: que si me la quito con una crema, que si no hay crema que la quite, que si el ácido glicólico, que si un peeling muy fuerte... Pero no tomas la decisión adecuada, la única que puede acabar con tu mancha: el dermatólogo.

En las mujeres, las manchas son de dos tipos, hormonales (melasmas) y lentigos solares. Dependiendo del origen, la forma de acabar con ellas es diferente y no siempre efectiva. El doctor Pedro Jaén, jefe de servicio de Dermatología del Hospital Universitario Ramón y Cajal y director de Grupo de Dermatología de Madrid, nos cuenta cómo tratarlas.

RECETAS PARA QUITAR LAS MANCHAS DE LA CARA, SEGÚN EL DOCTOR PEDRO JAÉN

- *Melasmas*: son manchas que aparecen en las mujeres cuando están embarazadas o mientras toman anticonceptivos. El tratamiento es complicado y suele consistir en una combinación de cremas despigmentantes, peelings, fotoprotección y láser Fraxel Dual. Aun con este tratamiento, no hay garantía de que lleguen a desaparecer.
- *Lentigos solares*: aparecen en cualquier momento, aunque siempre en zonas a las que previamente les ha dado el sol. Son manchas con memoria, ya que pueden llegar a ser consecuencia de una quemadura solar de hace veinte años. El mejor tratamiento es el láser Q Switched Alejandrita. Desaparecen en la mayoría de los casos.

Eso sí, mi experiencia personal no coincide del todo con las recomendaciones del doctor Jaén: a mi madre le salieron más manchas con el láser. Por eso tenéis que tener en cuenta siempre que hay personas a las que este método les va bien, y personas a las que no. Estoy de acuerdo en que el láser es una solución a los lentigos solares, pero no la única. Se pueden usar los parches Clarys, de los que os hablo más adelante, por ejemplo, o la mascarilla exfoliante Osmopeel, de Matriskin (contiene ácido azelaico).

Retoques *in* y retoques *out*

En el mundo de la cosmética, como en el de la moda, hay cosas que están *in* y cosas que están *out*. Si quieres aprender a cuidarte como Dios manda, tienes que saber qué cosas son las que ya no se utilizan en ningún lado y las que nunca deberías hacerte, por más que te lo aconsejen tus amigas o algún que otro médico desaprensivo que te encuentres por ahí.

En cualquier caso, has de ser consciente de que en la investigación estética no se están produciendo novedades de forma constante y las que salen siempre hay que ponerlas en cuarentena hasta comprobar si son realmente eficaces o no. Es cierto que se investiga mucho para buscar el elixir de la eterna juventud, pero, por desgracia, ni todo lo que se descubre se comercializa con rapidez ni se están descubriendo cosas a diario.

Lo único cierto es que cada vez está más de moda lo que no agrede, lo que se consigue de forma natural o, al menos, lo más natural posible.

LO MÁS *IN*

- Criolipólisis.
- Rellenos con microcánulas.
- Tratamientos con plasma rico en plaquetas.
- Tratamientos con técnicas y productos naturales (homeopáticos).
- Acupuntura aplicada al antienvejecimiento.
- Liftings endoscópicos.
- Bótox utilizado con mesura.
- Labios perfilados en lugar de rellenos.
- Láser fraccionado para manchas.

LO MÁS *OUT*

- Hacerse un lifting convencional.
- Hacerse una liposucción a lo bestia.

→

- Meterse bótox y ácido hialurónico en la cara hasta dejarla plana.
- Ponerse labios con rellenos permanentes.
- Ponerse labios exagerados.
- Las prótesis mamarias enormes.
- Buscar siempre una solución quirúrgica al problema.
- Intervenciones muy invasivas.
- Acudir siempre a lo que nos han comentado y no a la ciencia publicada.

Ejercicios faciales: ¿son recomendables?

Parece que lo de hacer ejercicios faciales está muy de moda. Incluso ha salido al mercado un videojuego con algunas de las técnicas de gimnasia facial de una japonesa. Y qué decir del yoga facial también... Hay auténticos expertos en algo que no es más que un sucedáneo del yoga tradicional de toda la vida. Cada vez hay más inventos, pero la mayoría de ellos, como os he dicho una y mil veces, no sirven para nada.

No pasa nada si esos inventos no os van a perjudicar, pero en el caso de los ejercicios faciales, la cosa no está tan clara. Hay gente que se cree esa historia de que si haces mucha gimnasia facial te resultará tan eficaz en la cara como cuando haces a diario cien abdominales. Pues no es así. Los dermatólogos más prestigiosos del mundo han publicado reiteradamente que, sobre todo las pieles maduras, cuanto menos las muevas, mejor. No se trata de llevar cara de muerta todo el día, de no sonreír ni articular palabra, no vaya a ser que se te vayan a pronunciar más aún las patas de gallo, pero casi.

Está más que constatado que los movimientos faciales repetitivos como técnica antienvejecimiento sirven exactamente para todo lo contrario. La piel está pegada al músculo, y si lo mueves muchas veces haciendo el mismo ejercicio, se forma un surco bajo la superficie cutánea que se acaba convirtiendo en arruga.

Esa creencia de que mover la cara para ejercitarla es una de las mejores técnicas para retrasar el envejecimiento es un invento, un auténtico mito sin ningún fundamento. La frente, la zona de alrededor de los ojos y los labios son, además, las áreas del rostro más propensas a arrugarse con estos ejercicios repetitivos supuestamente de relajación y antienvejecimiento.

En cualquier caso, usa el sentido común para que no te engañen: si las arrugas salen precisamente en las zonas de la cara que más has usado a lo largo de tu vida para cambiar expresiones, ¿no es lógico que si esas expresiones las repites de manera constante y en series de quince, como si estuvieras en el gimnasio, las arrugas se te van a marcar aún más? Hay cosas que son de cajón.

5
Sin armonía no hay cuerpo sano. Terapias desde dentro hacia fuera

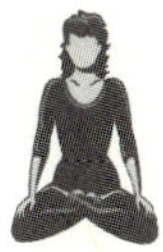

Uno de los pilares de la belleza externa está precisamente asentado en que lo importante es la salud del interior. Sí, no intentéis estar estupendas de cara si luego no sois capaces de tener los huesos sanos, de mantener una buena postura o de tener una mente tranquila y abierta. Masajes, terapias relajantes, yoga, pilates... todo eso te puede ayudar a encontrar el equilibrio entre el cuerpo y la mente, a hacer desaparecer esas dolencias que siempre tenemos en las articulaciones, en los músculos o en los propios huesos.

Ya sabéis lo aficionada que soy a los masajes, pero tengo que reconocer que cuando el masaje puede curarte, es terapéutico, mi cabeza se siente también mucho mejor. He dejado de confiar en los gimnasios como una solución para estar en forma. Creo que hay otras cosas que son mucho más productivas para el cuerpo. Pienso que muchos gimnasios no son más que lugares de encuentro donde todos van a exhibir musculito y a ver lo que pillan. Tal vez uno puede recurrir a estos centros cuando está seguro de que todo su cuerpo está sano por dentro. Entonces es el momento de hacer deporte con fines estéticos. Sin embargo, creo que antes de llegar al «momento estética», el cuerpo necesita pasar por otras fases que pueden ir desde el estiramiento hasta incluso la meditación.

Mihai, el rehabilitador de almas

Conocí a Mihai Tofan en Cádiz y me quedé enamorada de su forma de trabajar. No me he encontrado a nadie mejor para tratar todo lo relacionado con las articulaciones y el dolor. Él dice incluso que la mayoría de nuestros dolores tienen origen en el alma. Es licenciado en ciencias del deporte y educación física, experto en naturopatía y prevención, acupuntura, reflexoterapia y, el concepto que más me gusta: deporteterapia.

Él hace varias terapias, aunque lo que yo he probado personalmente ha sido su *lipomassage*. Se trata de un masaje muy doloroso que te hace con las manos. Hay personas que incluso amoratan. Pero lo bueno es que te destruye los nódulos de grasa. Una amiga y yo llegamos a perder una talla y media en diez sesiones de calvario. Es la primera *lipo* de manos que he visto, y de verdad que me quedé loca.

Pero Mihai también hace otras cosas. «Lo primero que hago es tratar a mis pacientes con una conversación tranquila y agradable por la playa. Luego hago un tratamiento en el agua para relajar absolutamente», explica. No me diréis que no es maravilloso. Te duele la espalda, vas a ver a Mihai, y no sólo te aplica un tratamiento bajo el agua para quitarte el dolor, sino que antes se da un paseíto contigo por la playa para tratar de que comprendas que seguramente el dolor lo está motivando un problema en tu cabeza. Desde luego, una suerte para quienes vivan cerca del Hotel Iberostar Andalucía Playa, de Chiclana, que es donde él tiene su consulta todo el año.

Él lo llama «aguarelaxtherapy» o «siatsu en agua» y consiste en meter al paciente en una piscina entre 33° y 37°C y hacerle un masaje descontracturante. Cada sesión dura entre cuarenta y noventa minutos, dependiendo de la dolencia del paciente. «Esto se basa en una relación de confianza. Al principio la gente está recelosa, pero al final se dejan llevar».

Su método de trabajo incluye también una inmersión de entre treinta segundos y tres minutos, según lo que aguante el paciente. «Es una terapia para la sobrecarga emocional y física. Después de un tratamiento de dos días, la mayoría de la gente se levanta con otro cuerpo. Acaban cambiando la postura, y no sólo la exterior, también la interior».

Mihai sostiene que lo físico y lo emocional van juntos y que no se puede arreglar lo uno sin lo otro. Yo, desde luego, pienso como él.

La máxima de Mihai Tofan es: «Prevenir es mejor que curar, pero cuando la cura es necesaria hay que movilizar las defensas del cuerpo y aprender a nutrirse de las fuentes naturales de energía: ejercicio, alimentación, relajación, entorno, pensamientos y comunicación».

Lo bueno de su terapia es que no necesita demasiadas sesiones para ponerte a tono. «No me gusta dar más de cuatro. Si en cuatro no consigo una mejoría, prefiero que el paciente cambie de terapeuta. Tengo que notar por lo menos un 80 por ciento de mejoría en esa cuarta sesión».

Trabaja con deportistas de alto rendimiento, y por eso sabe que el gimnasio no es tan necesario como muchos piensan. «No necesitamos aparatos, lo mejor son los ejercicios que hacemos con nuestro propio cuerpo. Los aparatos te obligan a hacer movimientos corporales que no son naturales».

Da vida a tu sistema musculoesquelético

Elige la técnica y el tratamiento que quieras, pero cuídate por dentro. No te machaques en el gimnasio si no sabes cómo están tus huesos, tus articulaciones, tus cartílagos. Un ejercicio suave y continuado vale mucho más que cuaren-

TABLA DE 6 MINUTOS PARA PASAR EL DÍA SIN DOLOR

LA BAILARINA:

Sobre la punta de los pies, con las rodillas un poco dobladas, la espalda recta, la mirada al frente, los brazos estirados a los lados del tronco con los codos un poco doblados y las palmas de las manos hacia arriba, mantén la postura durante 1 minuto (empezar con 10 segundos y poco a poco aumentar hasta lograr el minuto). Una vez que lo logres, puedes pasar a la parte principal del ejercicio, que consiste en mantener la postura unos 30 segundos ¡¡con los ojos cerados!!

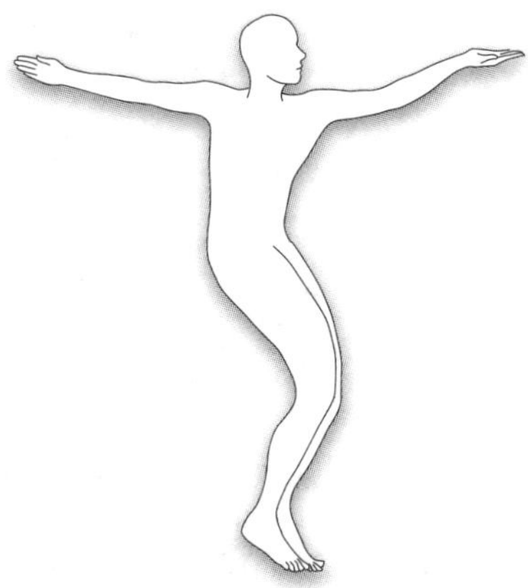

EFECTO: corrige el esquema corporal, fortalece los músculos posturales y mejora el equilibrio.

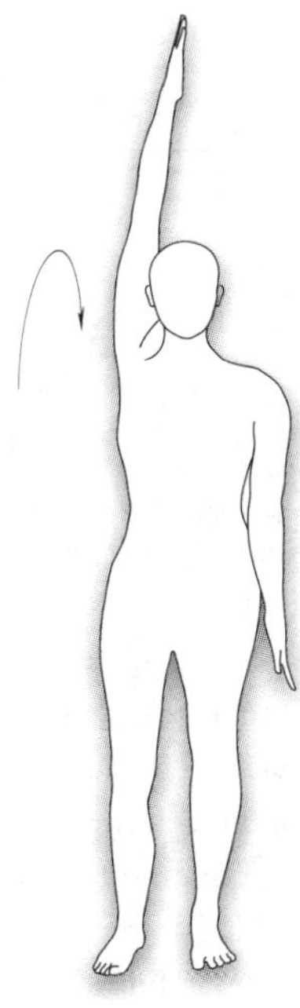

EL MOLINO:

De pie, con la espalda recta y la mirada al frente, rota un brazo hacia atrás 20 veces y haz lo mismo con el otro. El brazo que no se mueve se coloca con las puntas de los dedos sobre el pecho del lado opuesto para controlar que el tronco quede lo más quieto posible. Sigue con 20 rotaciones para atrás simultáneamente con los dos brazos, manteniendo durante todo el tiempo las rodillas un poco dobladas. Repite todo hacia adelante en tres series de 20 cruzando los brazos delante de la cara.

EFECTO: moviliza los hombros, alivia contracturas del cuello y de la espalda alta y mejora el flujo sanguíneo hasta el cerebro.

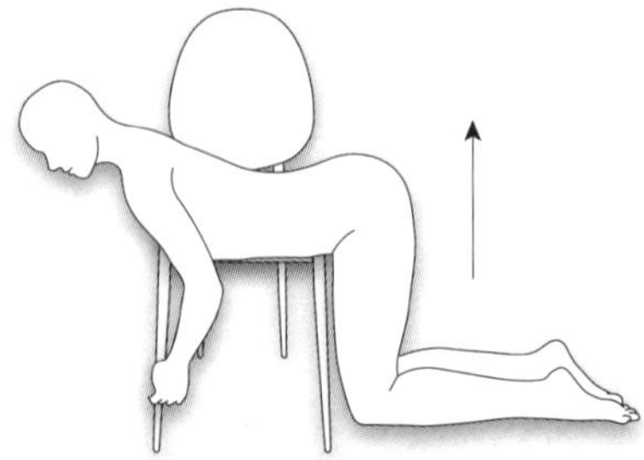

MIL EUROS:

De rodillas, coloca el tronco sobre una silla, dejando un espacio de entre 3 y 7 centímetros entre ésta y la cadera. Cruza los brazos y agárrate de las patas de la silla, presionando fuerte las rodillas contra las patas imaginando que entre la rodilla y la pata de la silla hay un billete de 500 euros. Sube la cadera sin que las rodillas pierdan el contacto con las patas, para que no se caiga el billete, y repite 21 veces: empieza con 4-7 repeticiones, tres series de 7 y dos de 10 hasta lograr las 21 de una vez. Al terminar el ejercicio, levántate y camina unos 20-30 segundos.
EFECTO: es el mejor ejercicio para problemas lumbares. Fortalece la musculatura profunda de la espalda baja y del abdomen, alivia el dolor y corrige la postura.

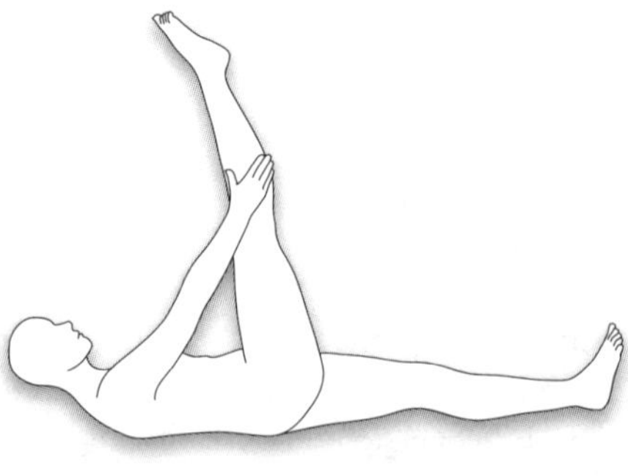

ANTENA:

Tumbada en la cama (por la mañana antes de levantarte, por la tarde antes de dormir, ¡o las dos veces!) o en el suelo, levanta una pierna (la antena) y fíjala con las dos manos por debajo de la rodilla, intentando estirarla al máximo y mantenerla en alto durante 7 segundos; luego la bajas y la subes de nuevo, moviendo el pie en todas las direcciones posibles durante otros 7 segundos en cada dirección. A continuación repite todo el ejercicio con la otra pierna. La pierna que no trabaja se queda quieta, estirada y apoyada.
EFECTO: estira la cadena muscular posterior, alivia el dolor de espalda y mejora la flexibilidad lumbar.

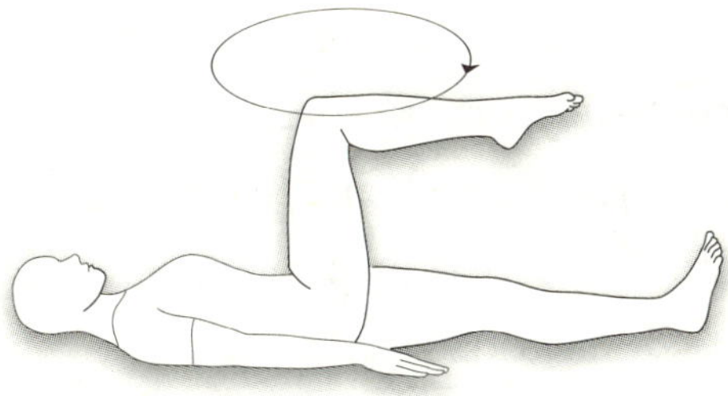

RADAR:

Este ejercicio sigue inmediatamente al de la ANTENA. Deja una pierna estirada sobre el suelo o el colchón y gira la otra en la cadera describiendo círculos grandes, primero con la rodilla mirando al techo y luego a los laterales. Dobla y estira la rodilla, según el dibujo, 8 veces hacia el frente y otras 8 hacia el techo con cada pierna.
EFECTO: mejora el movimiento de la cadera, desbloquea la articulación iliosacral, alivia el dolor lumbar y libera la energía de la parte baja del cuerpo.

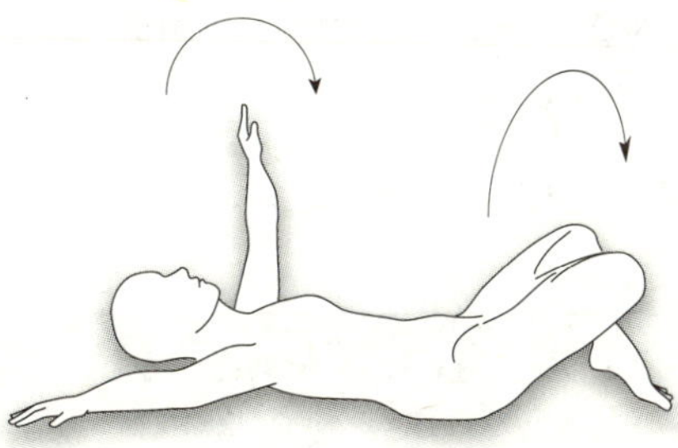

CAPPUCCINO:

Este ejercicio sigue de inmediato al del RADAR. Tumbada boca arriba en la cama o en el suelo, dobla las rodillas acercando el talón a la cadera, cruza las piernas (como cuando uno está sentado y toma un cappuccino), déjalas caer del lado de la pierna que se queda con el pie en el suelo, estira la mano opuesta en lateral hacia arriba, regresa y repite con el otro lado.
EFECTO: estira la parte baja y lateral del cuerpo, alivia bastante el dolor de la espalda baja y media y mejora la flexibilidad de la columna.

ta y cinco minutos de cinta sudando a lo bestia. Como dice el doctor Ángel Villamor, traumatólogo y director de la clínica de Madrid, iQtra Medicina Avanzada, «la salud del sistema musculoesquelético es importantísima, porque éste nos tiene que durar toda la vida».

Es de vital importancia que sepas, sobre todo a partir de los treinta y pico o cuarenta, cuando el cuerpo empieza a desgastarse, qué tipo de deporte te conviene hacer. De la misma manera que un especialista tiene que recomendarte qué tratamiento es el que te va a funcionar mejor para quitarte una mancha de la cara, un médico te dirá para qué está preparado tu cuerpo exactamente.

Por eso, os dejo unas pautas del doctor Villamor que os van a abrir mucho los ojos sobre este tema. Seguid paso a paso sus consejos para saber cómo cuidar adecuadamente las articulaciones, los cartílagos, la musculatura, los ligamentos y los tendones y los huesos.

RECETAS DEL DOCTOR ÁNGEL VILLAMOR
PARA CUIDAR EL CUERPO

- *Articulaciones*: son las bisagras de unión de los huesos y las primeras que acusan el envejecimiento. Para evitarlo tienes que hacer ejercicios de rodamiento articular como la bicicleta suave o la natación (evita las carreras por su fuerte impacto).

- *Cartílagos*: son las fundas que cubren los huesos para que deslicen bien. Cuando se desgastan, empiezan a rozar los huesos entre ellos. Para mantenerlos en forma es suficiente con los ejercicios de rodamiento de los que hemos hablado en el caso de las articulaciones: veinte o treinta minutos de ejercicios suaves diarios es lo idóneo.
- *Musculatura, ligamentos y tendones*: hay que cuidarlos con estiramientos. En nuestra cultura son muy poco valorados, pero deberían incluirse en las tablas de ejercicios que hacen los niños en el colegio. Es lo que permite que el cuerpo no se vuelva rígido. El yoga y el pilates funcionan muy bien, pero siempre con tratamientos personalizados según la edad y la situación física de cada persona.
- *Huesos*: se deterioran en edades avanzadas, por eso desde edades tempranas hay que mantener en la dieta una buena dosis de lácteos para evitar la osteoporosis. Si no se toleran los lácteos, se pueden tomar suplementos de calcio. Una actividad física habitual es esencial para mantener los huesos fuertes. Y lo más importante es que esa actividad física se haga al aire libre, ya que la vitamina D que aporta el sol es la que estimula que el calcio de la dieta vaya a los huesos.

Además de todos los consejos del doctor Villamor y de sus recetas mágicas, que os aconsejo seguir sin saltaros un solo paso, me he vuelto casi adicta a un producto que él mismo me recomendó. Se trata de una mezcla de colágeno con ácido hialurónico. Yo tomo uno cuyo nombre comercial es Artilane, pero puede ser cualquiera que lleve ambos ingredientes. «Empezamos a aconsejarlo para reparar ligamentos y tendones y para pacientes con dolencias en las articulaciones, pero resulta que el producto mejora el cutis y funciona fenomenal contra el envejecimiento cutáneo», explica el doctor. Todo un *flash* de belleza para dentro y para fuera.

Yoga y pilates: estírate hoy o te encogerás mañana

Lo dice el doctor Villamor y lo corroboran cualquier traumatólogo o fisioterapeuta: estirarse o morir. ¿No lo has probado nunca? Los estiramientos son absolutamente placenteros, sobre todo cuando, al cabo de varias sesiones, te das cuenta de que puedes hacerlo sin sufrir ni una sola molestia. No hay nada mejor para la musculatura, los ligamentos y los tendones y, sobre todo, para evitar andar encorvada dentro de unos años.

He hablado con dos de los mejores profesionales de ambas disciplinas para que os cuenten las verdades y las mentiras de las dos y os digan cómo se practican correctamente. Eso sí, olvidaros de que vais a adelgazar con ellas, porque no sirven para perder peso. Ni el pilates ni el yoga tienen como objetivo adelgazar.

El pilates no es un deporte

Marta Sancho es monitora de pilates, fisioterapeuta y osteópata. Entrena en los centros Pilates Body Evolution de Madrid y asegura que esta disciplina «no es un deporte, sino un método de acondicionamiento físico que hay que adaptar siempre a cada persona».

¿PARA QUÉ SIRVE EXACTAMENTE EL PILATES?

- Tonifica la musculatura. Cualquier ejercicio que se haga sin activar los músculos transversos del abdomen, del diafragma y del suelo pélvico no es pilates. Se necesita mucha concentración para hacerlo.
- Su objetivo es activar una faja abdominolumbar. El resto de los músculos del cuerpo se trabajan, pero siempre activando antes los músculos profundos.
- Los músculos se alargan, no se ensanchan, por eso se gana elasticidad.
- Se gana una percepción corporal que luego es muy útil en la vida cotidiana.

Para Marta, cualquier tipo de ejercicio de suelo con cintas elásticas o balones no es pilates. Es más, ella sostiene que si en una clase de pilates te ofrecen solamente hacer ejercicios de suelo, te están tomando el pelo. «En realidad, hay unos ocho o diez ejercicios básicos de suelo, el resto son ejercicios que se hacen siempre con máquinas». Claro que la diferencia de precio entre las clases de timo y las clases auténticas es abismal. Mientras que por las primeras puedes llegar a pagar unos 7 u 8 euros, por las segundas el precio nunca será más barato de los 25.

El maestro Ramiro Calle te enseña las claves del yoga

Dice uno de los grandes maestros de yoga que hay en España, Ramiro Calle, director del centro de yoga Shadak y autor de innumerables libros sobre la materia, que esta disciplina es «el método más antiguo del mundo para el mejoramiento humano, el más practicado y también el más falseado». Con esto ya te lo está diciendo todo. ¡Cuánto imitador y cuánto charlatán hay en el mundo del yoga! Como en el caso del pilates, no es oro todo lo que reluce. Hay mucho farsante y mucho caradura.

Lo primero que tienes que hacer a la hora de buscar un buen profesor es tener en cuenta las recomendaciones de Ramiro, quien, por cierto, ha sido profesor de personas tan

TABLA DE YOGA RECOMENDADA POR RAMIRO CALLE

Lunes	Martes	Miércoles	Jueves	Viernes	Sábado	Domingo
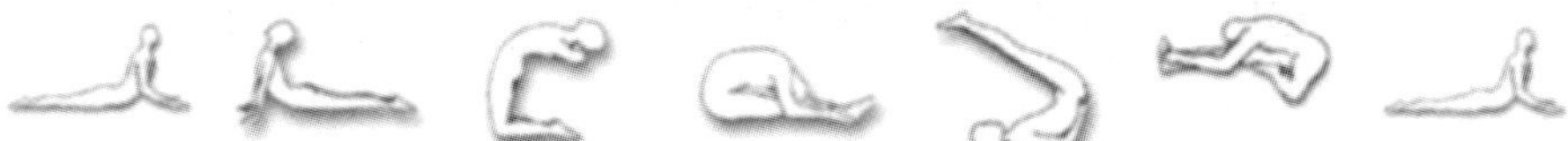						
Postura de la cobra (2 veces)	Postura de masaje renal (2 veces)	Postura de Natashira (2 veces)	Postura de la pinza (2 veces)	Postura de inversión (2 veces)	Postura de extensión sobre la pierna (2 veces por cada lado))	Postura de la cobra (2 veces)
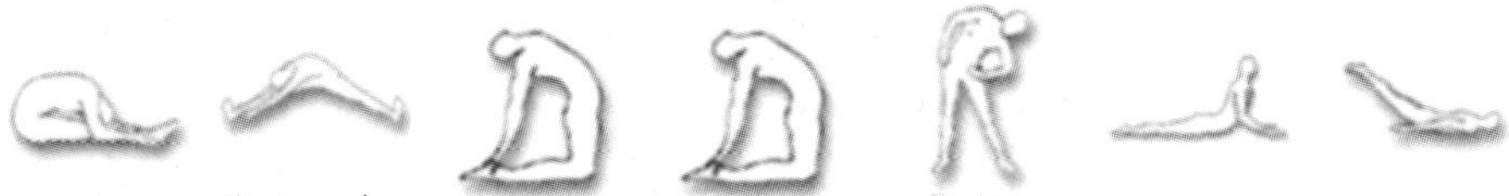						
Postura de la pinza (2 veces)	Postura sobre la pierna (2 veces por cada lado)	Postura del camello (2 veces)	Postura del camello (2 veces)	Postura intercostal (2 veces por cada lado)	Postura de la cobra (2 veces)	Postura del saltamontes (2 veces)
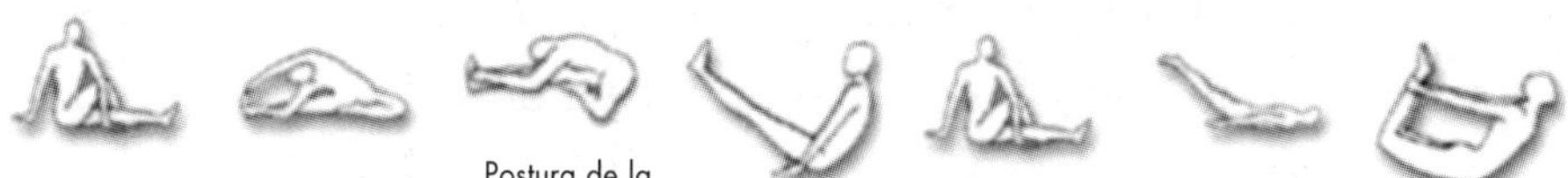						
Postura de la torsión (2 veces por cada lado)	Postura sobre el costado (2 veces por cada lado)	Postura de la extensión sobre la pierna (2 veces por cada lado)	Postura abdominal (2 veces)	Postura de la torsión (2 veces)	Postura del saltamontes (2 veces)	Postura del arco (2 veces)
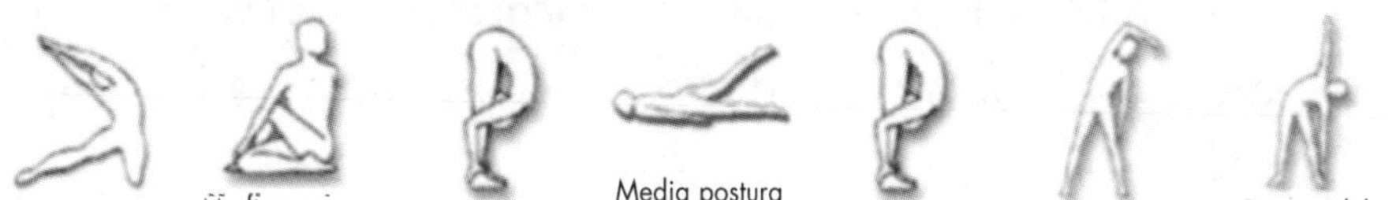						
Postura lateral (2 veces por cada lado)	Media postura de Matyendra (2 veces por cada lado)	Postura de la pinza de pie (2 veces)	Media postura del saltamontes (1 vez por cada lado)	Postura de la pinza de pie (2 veces)	Postura de la luna (2 veces por cada lado)	Postura del triángulo (2 veces por cada lado)
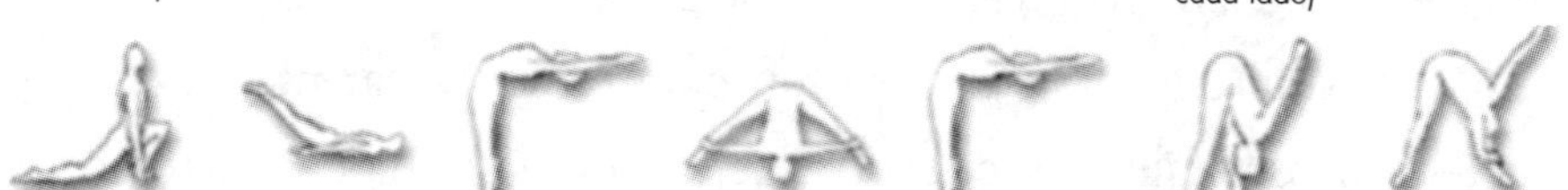						
Media postura de la cobra (2 veces por cada lado)	Postura del saltamontes (3 veces)	Postura de la media rueda (2 veces)	Postura del gran ángulo (2 veces)	Postura de la media rueda (2 veces)	Postura para desbloquear (2 veces)	Postura del triángulo invertido (2 veces por cada lado)
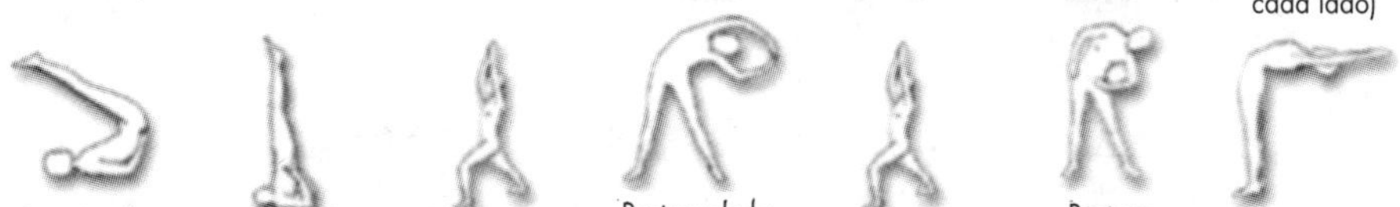						
Postura de inversión (1 vez)	Postura de la vela (1 vez)	Postura del poste (1 vez)	Postura de la media luna (2 veces por cada lado)	Postura del poste (1 vez)	Postura intercostal (1 vez por cada lado)	Postura de la media rueda (2 veces)

conocidas como Javier Bardem, Cayetana Guillén Cuervo, Laura Ponte, las hermanas Koplowitz y hasta políticos como Rodrigo Rato. Luego, debes tener claras las siguientes cuestiones:

¿CÓMO ENCONTRAR UN PROFESOR DE YOGA QUE SEA DE FIAR?
Hay que enterarse de su trayectoria, de sus avales profesionales y de su honestidad.

No acudir nunca a centros que formen parte de organizaciones internacionales o escuelas hinduizantes y adoctrinantes. Que no parezca que el yoga es algo ajeno a nosotros y que sólo es bueno lo que llega de la India.

¿CUÁNTAS RAMAS HAY?
Existen hasta doce, pero las más practicadas son el yoga físico, el yoga mental y el de acción consciente para la vida cotidiana.

¿CÓMO SE TRABAJA Y PARA QUÉ SIRVE?
Las diferentes posturas sirven para estirar y dar masajes en puntos vitales del cuerpo. Mejoran el sistema circulatorio y el nervioso y favorecen el aparato locomotor y el digestivo. Evita el estrés, la ansiedad y la depresión.

ALGUNAS LEYENDAS URBANAS SOBRE EL YOGA
El famoso yoga a 40°C se lo inventó un indio que se fue a Estados Unidos y descubrió que a la mentalidad ameri-

cana le encantaba eso de sufrir mientras se practica yoga. En realidad, es una atrocidad que trata de convertir en un deporte algo que no lo es. Lo normal es hacer yoga a una temperatura agradable.

El último sucedáneo del yoga que ha aparecido es el yoga en el agua o en el aire con poleas. También el *yoga flow*, otro tongo que no es más que una variación rítmica de esta disciplina, es decir, algo parecido a una danza.

La esterilla Karmamat

Karmamat es una esterilla que, con sólo cinco-diez minutos de uso al día:

- Mejora tu circulación sanguínea.
- Elimina dolores de espalda, contracturas y migrañas.
- Relaja tensiones.
- Reduce el estrés.
- Ayuda a dormir.

Su origen se encuentra en una técnica de medicina tradicional china —la acupresión— basada en la acupuntura.

Esta alfombra acolchada mide 62 x 42 centímetros y cuenta con cinco mil noventa y siete púas que presionan aquella parte del cuerpo en la que quieras mejorar o eliminar el dolor. Puedes extenderla sobre el suelo o la cama.

Se trata de un producto fabricado en algodón 100 por cien ecológico y plástico ABS reciclable. Su precio ronda los 50 euros.

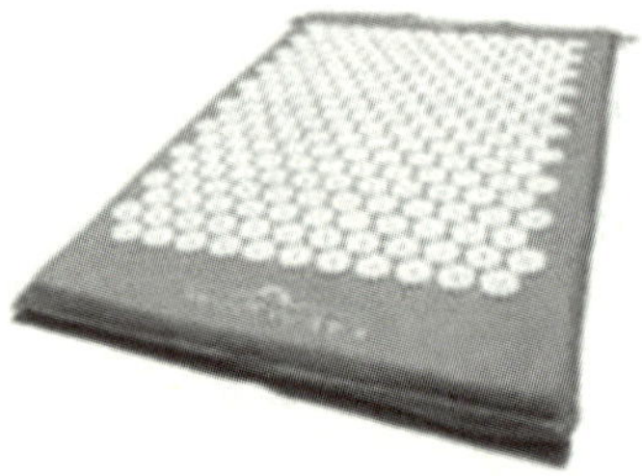

Fascioterapia en las manos o curar sin hacer daño

Aunque el nombrecito en cuestión suene fatal, la fascioterapia es una técnica curativa y de prevención que me fascina. Es manual y con ella se realiza un estudio, valoración y tratamiento de las lesiones del cuerpo, como la pérdida de elasticidad del tejido conectivo que afecta a muchos movimientos. Las patologías más frecuentes que trata la fascioterapia van desde los esguinces, tendinitis, lumbalgias, problemas en las extremidades, hasta dolores de cabeza, vértigos, hernias, reflujos, trastornos del hígado o dolencias ginecológicas.

Antonio Caro, especialista en esta terapia y además entrenador personal, explica así las diferencias entre esta y otras terapias: «La clave es el contacto de la mano del terapeuta con el cuerpo del paciente, que se hace de una manera pasiva, lenta y progresiva. Esto evita que el paciente y el cuerpo reaccionen de una manera defensiva al tratamiento, ya que se adapta al plano afectado a través de la elastificación según te va permitiendo el propio tejido».

Cada sesión puede durar unos cuarenta y cinco-sesenta minutos y el precio va desde los 60 a los 100 euros.

Antonio Caro, que ofrece sus tratamientos a domicilio, resume en unas cuantas claves lo que también es mi filosofía sobre los cinco hábitos saludables que todos deberíamos tener en el día a día para sentirnos bien por dentro y por fuera. Son básicos, pero te aseguro que, si eres capaz de seguirlos, no tendrás que visitar con mucha frecuencia a todos los terapeutas que te recomiendo.

LOS CINCO HÁBITOS RECOMENDADOS POR ANTONIO CARO PARA LLEVAR UNA VIDA SALUDABLE

- *Alimentación sana*: comer cinco veces al día cantidades pequeñas y de la forma más variada posible.
- *Buena hidratación*: beber de un litro y medio a dos litros de agua diarios.
- *Ejercicio físico*: realizar al menos tres veces por semana de veinte a treinta minutos de ejercicio diario e intentar caminar unos quince minutos después de una comida copiosa.

→

- *Meditación*: dedicarse un tiempo cada día para cerrar los ojos, centrarse en la propia respiración, controlar los pensamientos, relajar la conciencia y recuperar el control de uno mismo. En definitiva, desconectar del entorno por unos instantes para poder conectarse consigo mismo.
- *Relajación progresiva y estiramiento muscular*: permite obtener un descanso de calidad, una mejor recuperación del esfuerzo realizado durante el día y, sobre todo, mantiene la capacidad móvil del cuerpo, pues el movimiento puede marcar la diferencia entre un cuerpo que se mantiene joven y un cuerpo deteriorado por el paso del tiempo.

Integrativa, la nueva medicina de este siglo

Quiero terminar este capítulo dedicado al cuerpo y a los buenos hábitos para que nuestro motor nos funcione a la perfección hablando de la medicina integrativa, que combina terapias médicas formales con terapias alternativas y que, si os digo la verdad, me encanta. Creo que la mezcla de lo científico y lo más tradicional sólo puede contribuir a mejorar nuestra calidad de vida.

La medicina integrativa, cuyo modelo comenzó a desarrollarse en Estados Unidos a mediados de los noventa, ayuda a curar cualquier tipo de dolencia, desde dolores a problemas intestinales, reuma, fibromialgias y, por supuesto, previene el envejecimiento. Esta medicina incluye para sus tratamientos todos los aspectos de la vida diaria del paciente, desde que se acuesta hasta que se levanta: medio ambiente, mente, nutrición, hábitos deportivos y hasta el entorno en el que se mueve.Y para atajar los problemas de salud se utilizan todas las terapias que las investigaciones científicas han demostrado que son eficaces.

6
¡Firrrrrmes!

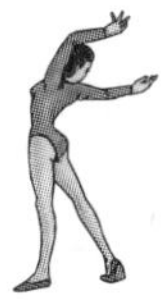

Esta voz de mando tan castrense debería resonarte siempre en la cabeza, sobre todo a partir de los treinta y cinco. Sí, quizá a esa edad ya te hayas echado a perder o tal vez aún no te has dado cuenta de que o te mantienes firme, o ya el tiempo pasará por tu piel y tus músculos de manera irreversible.

Firmeza. Se le da poca importancia a esa palabra, poco valor cuando se es joven y bella. Pero, amigas, cuando una se va haciendo mayor y empiezan a descolgársete las carnes…, entonces echas de menos aquellos tiempos en los que llevabas tirantes sin preocuparte de nada más que de estar morena, lucías piernas en minifalda sin otro problema que el de no enseñar la ropa interior al agacharte y posabas para las fotos sin colocarte disimuladamente una mano delante del cuello, como hace más de una famosa televisiva que yo me sé, antes de que su cirujano plástico le dé cita.

La firmeza puede ser la menor de tus preocupaciones un día, pero te aseguro que llegará un momento en el que le des la misma importancia a perderla que a no poder bajar de una talla 44. Y ten por seguro que conseguir vencer ambos retos puede llegar a ser una pesadilla si no conoces los métodos adecuados.

Celulitis, grasa localizada y flacidez: tres demonios

Flacidez, grasa localizada y reafirmación son conceptos que repetiré mucho en este capítulo. Recuerdo que hace unos meses oí en un congreso sobre belleza sin cirugía al que acudí que el estado civil influye en el envejecimiento. Así, los viudos y solteros tienen una apariencia más joven que los separados y casados. Me quedé estupefacta, pero como aquellas palabras salieron de un médico, la doctora Marta Uceda, cirujano plástico del Gregorio Marañón, pues me las creí. Así que si queremos verlo de esta manera, tenemos que conseguir que nuestra imagen sea la de una soltera o la de una viuda. Y, ya sabes, la próxima vez que vayas a visitar a tu médico estético dile: «Doctor Pérez, déjeme usted la piel de una viuda».

Bueno, voy al lío. Lo primero que debes hacer antes de someterte a ningún tipo de tratamiento es ponerte en manos de un médico. Dentro de los tratamientos corporales, el calor, los ultrasonidos, la electricidad o la electroestimulación, todos ellos han demostrado, según los expertos, cierta eficacia, pero cada persona tiene sus peculiaridades y jamás van a funcionar igual en todas ellas.

La doctora Sofía Ruiz del Cueto, codirectora de la Clínica Mira + Cueto, afirma: «No hay que decir sí a los tratamientos de moda, sólo a los individualizados. La mejor prueba de ello es que los tratamientos se actualizan porque no hay ninguno que sea maravilloso. Si lo hubiera, tiraríamos sólo de él. Por ejemplo, los masajes, las mesoterapias y las electroterapias ayudan mucho a la mujer, pero no solucionan por sí solos».

Antes de someterte a ningún tratamiento, es imprescindible conocer las causas de lo que queremos tratar, y a eso se le llama diagnóstico médico. El asunto no va de leer en una revista o en la web de un centro de belleza que hay un aparato que funciona fenomenal, sino de saber si ese aparato es el apropiado para nosotros.

SOLUCIONES MÉDICAS PARA LOS TRES GRANDES PROBLEMAS: CELULITIS, GRASA LOCALIZADA Y FLACIDEZ

- *Celulitis*: no hay nada que acabe definitivamente con ella, como ya sabes. Es una desgracia con la que nacemos las mujeres y tendremos que cargar siempre

→

con ella. «Sin embargo, todo lo que sea drenar, sirve. Para la celulitis lo mejor son las manos», afirma la doctora Ruiz del Cueto.

- *Grasa*: para este problema, no obstante, las manos no valen de nada. Para la grasa localizada tenemos tres soluciones:
  - Ultrasonidos de baja frecuencia (nunca de alta frecuencia).
  - Liposucción.
  - Radiofrecuencia, que ayuda a compactar un poquito.
- *Flacidez*: la radiofrecuencia o las infiltraciones de ácido poliláctico son las dos soluciones que funcionan mejor. En el primero de los casos, Accent y Thermacool son las máquinas más utilizadas. En tres o cuatro sesiones se ha alcanzado la profundidad necesaria. El ácido poliláctico infiltrado es algo más rápido (dos o tres sesiones), aunque los brazos se amoratan bastante. Por eso hay que tratar de hacerlo en invierno. En ambos casos, los resultados no se ven hasta pasado un mes y medio o dos meses.

Maribel Yébenes tiene otra solución para ponerle freno a la celulitis. La propietaria del instituto de belleza y medicina estética que lleva su nombre ha constatado que los tratamientos para combatir la celulitis en zonas rebeldes como las cartucheras y las rodillas son mucho más efectivos cuando se aplican diferentes aparatos y técnicas para «atacar» al adipocito en todos sus frentes. La combinación que propone: ultracavitación, ultraleviram y limphodrem, que, alternándose, según las características de las adiposidades de cada paciente, garantiza una mayor eficacia en los resultados.

EL PASO A PASO DEL TRATAMIENTO TRIFÁSICO

- Lo primero es preparar el tejido con un peeling marino a base de concha de ostra, muy rica en oligoelementos, además de bambú, ámbar, aceites esenciales y hueso de albaricoque. Su objetivo no sólo es eliminar las células muertas, sino dejar el tejido totalmente receptivo para que penetren perfectamente los activos que se aplican a continuación.
- Después se extiende sobre la zona a tratar un cóctel de principios biológicos con propiedades lipolíticas, drenantes y reafirmantes, cuya misión es potenciar los efectos de los aparatos que se van a utilizar.
- La ultracavitación de última generación potencia la lipólisis para romper las moléculas de grasa y facilitar su eliminación. Se trata de un aparato de ultrasonidos que genera unas burbujas de aire en los fluidos del tejido adiposo, sometiendo las células grasas a una sobrepresión. De esta manera, se rompen los adipo-

→

citos, se transforman en una emulsión líquida y el organismo la elimina a través de la orina.

- Para facilitar esta tarea, a continuación se realiza un breve masaje linfático.
- En el caso de que la paciente tenga problema de retención de líquidos, se sustituirá la ultracavitación por el limphodrem, el más novedoso sistema de drenaje que ayuda a la eliminación de líquidos y toxinas, mejorando el sistema circulatorio, imprescindible para combatir la celulitis.
- A continuación, se aplica el ultraleviram, que ayuda a quemar las grasas, aparte de fortalecer y reafirmar los músculos.

Aparte de alternar estos aparatos, en cada sesión se aplican masajes manuales y activos homeopáticos que aceleran el proceso de eliminación de los adipocitos.

Resultados: se nota una reducción visible del volumen de las zonas tratadas, con pérdida de centímetros, al tiempo que los tejidos se reafirman desde las primeras sesiones.

Como tratamiento de choque se recomiendan diez sesiones de una hora de duración, a razón de una o dos por semana. El precio de la sesión es de 140 euros y, el bono de diez sesiones, de 1.280.

Brazos *alados*...
Escóndelos o acaba con ellos

No hay cosa más fea en la imagen de una mujer ni que le envejezca más que unos brazos *colgones*. Sí, esa piel descolgada que se desploma atraída por la fuerza de la gravedad es realmente espantosa. Si la tienes, ponte como sea manos a la obra para acabar con ella o te echarán siempre diez años más de los que tienes, además de lucir horrible en verano. Porque por muy bronceados que los tengas, si son *colgones* lo son, y eso no hay forma de camuflarlo con dignidad.

Afortunadamente, existe una solución para los brazos *alados*. Bueno, todo depende también del grado de descolgamiento, pero si tu caso no es excesivamente grave, tal vez estés a tiempo de salvarte. Si lo es, consulta con un especialista, porque a lo mejor todavía no está todo perdido.

ANTES DE BUSCAR UNA SOLUCIÓN PARA TUS BRAZOS... SEGÚN LA DOCTORA RUIZ DEL CUETO

- Si lo que cuelga es el MÚSCULO, bastará con una tabla completa de EJERCICIOS DE BÍCEPS.
- Si lo que cuelga es la PIEL, hay que recurrir a elementos tensores como la RADIOFRECUENCIA o las infiltraciones de ÁCIDO POLILÁCTICO.

→

- Si se trata de un problema de GRASA, la solución son los ULTRASONIDOS o una LIPOSUCCIÓN a través de una cánula que se inserta por el codo.

La cosa está clara. Ahora sólo tienes que acudir a un especialista para que te diga cuál es la mejor solución para tu problema. Mientras tanto, te voy a recomendar unos ejercicios estupendos para que te vayas poniendo manos a la obra si tu problema es de músculo, es decir, que pasas de hacer deporte desde hace ya más tiempo del que puedes recordar. Si tus brazos han cobrado ya vida propia y los músculos están a punto de tocar el suelo, empieza por aquí.

EJERCICIOS BÁSICOS PARA BRAZOS *ALADOS*

Usa dos mancuernas o un par de botellas de agua de medio litro (llenas, ¿eh?). Con el paso de los días puedes ir aumentando el peso a un kilo en cada brazo. Un *brik* de leche de un litro también puede servir. Incluye estos ejercicios en tu rutina diaria:

- Calienta primero con los brazos doblados y los codos apuntando hacia afuera. Con esa posición dibuja círculos en el aire con los codos hacia delante y hacia atrás levantando también los hombros para que éstos también calienten. Después, estira un brazo por detrás de la nuca empujando el codo con la mano contraria. Haz lo mismo con el otro brazo.

- Trabaja los tríceps: sitúa los brazos a los costados y empújalos hacia atrás. Aguanta la posición haciendo pequeños círculos a la vez hasta que sientas que la parte posterior de los brazos se está esforzando. Practica durante cinco minutos.
- Trabaja los bíceps: pon los codos cerca de ti y luego dóblalos y estíralos acercando las manos (cargadas con las mancuernas, no lo olvides) a tus hombros. Repite varias veces durante cinco minutos.
- Levanta el brazo sosteniendo una mancuerna y pégalo a la oreja. Dobla el codo hacia atrás y vuelve a estirarlo hacia arriba. Repite quince veces en cuatro series.

Silicio orgánico, ¡qué tensión!

No es nuevo, pero sí muy eficaz. El silicio orgánico es un mineral cuya propiedad más importante es la de favorecer la síntesis del colágeno y la elasticidad de la piel.

La doctora Ana Vila Joya lo usa habitualmente en sus tratamientos. «Es muy eficaz para las pieles flácidas del cuerpo. Tiene un efecto tensor y un efecto lifting. También lo uso para el rostro en tratamientos vitamínicos, pero va muy bien para brazos, abdomen y la cara interna de los muslos».

El silicio se ha usado mucho en cremas hasta que hace poco tiempo la Agencia Española del Medicamento permitió su utilización infiltrado para un uso médico estético. Combinado con el plasma rico en plaquetas, su resultado es aún más eficaz.

Así que ya sabes: si lo tuyo no tiene cura con los ejercicios, ve a que te den un «chute» de silicio orgánico. Bueno, más bien unos diez «chutes», ya que las sesiones necesarias son un mínimo de tres y un máximo de diez. «Yo nunca lo uso solo, sino con otras vitaminas. La verdad es que para un resultado inmediato necesitaría muchas más sesiones y también sería mucho más caro para el paciente», dice Ana Vila Joya.

Congélate el michelín

Me gustaría poder decirte que pasando un frío de muerte puedes adelgazar tres o cuatro kilos. Seguro que no dudarías en ponerte un biquini y sentarte en una hamaca allí donde el hombre del tiempo diera -5°C para ese día, pero lo que te voy a contar no es exactamente así. Eso sí, se trata de algo parecido a congelar los michelines para que desaparezcan.

El asunto en cuestión se llama CRIOLIPOLISIS y es una de las técnicas más novedosas para reducir los depósitos de grasa localizada.

¿CÓMO FUNCIONA?

Durante el proceso, un aplicador no invasivo administra enfriamiento controlado y elimina las células grasas de áreas específicas del cuerpo. Esas células grasas comienzan su proceso natural de eliminación, lo que desemboca en una reducción natural de la capa de grasa. Las células del área tratada desaparecen por el proceso natural metabólico.

¿EN CUÁNTO TIEMPO SE EMPIEZAN A NOTAR LOS RESULTADOS?

Entre dos y cuatro meses después de comenzar a aplicarte el tratamiento empiezas a ver un resultado notable.

¿EN QUÉ PARTES DEL CUERPO SE SUELE APLICAR?

En el abdomen, en la espalda y en los flancos.

¿ES UNA TÉCNICA SEGURA?

Sí lo es. Es segura y efectiva, pero sólo para la grasa localizada, no para casos de obesidad.

PROFESIONALES DE CONFIANZA QUE LO APLICAN.

El doctor Pedro Jaén, en el Grupo Dermatológico, y el doctor Ricardo Ruiz, en la Clínica Dermatológica Internacional.

PRECIO.

Unos 500 euros por sesión.

Indiba, sí o no

Es cierto que algunos doctores no confían demasiado en los efectos positivos de los tratamientos de radiofrecuencia, pero lo cierto es que a mí me han funcionado bastante bien. Se trata de un calentamiento subdérmico que rompe el colágeno, lo calienta, éste se retrae y la radiofrecuencia calienta a su vez las capas más profundas. Dicho así, igual no te suena a nada, pero aplicado a la piel verás cómo lo entiendes. «Los efectos no son muy espectaculares porque a veces la falta de firmeza no es sólo un problema de la piel, sino del músculo, del hueso o de la grasa. Dependiendo de los casos, se producen mejorías muy moderadas», dice el doctor Ricardo Ruiz. La doctora Sofía Ruiz del Cueto, por su parte, asegura también que los tratamientos de alta frecuencia como éste no funcionan demasiado bien. Sin embargo, en mi caso, sí se han producido cambios, y por ese motivo insisto en un buen diagnóstico que determine qué es lo que te va a dar resultado. A mí, particularmente, el Indiba me funciona.

Como método tonificador y reafirmante me va fenomenal. Se trata de un aparato que tiene dos tipos de corrientes de alta frecuencia y que sirve también para el rostro. Yo lo he probado en los glúteos, y la verdad es que me los levanta de una forma espectacular. Y puedes comprobarlo fácilmente por un detalle muy sencillo: tienes dos cachetes, así que puedes mirar uno y otro antes y después de la aplicación. Suelo dármelo en uno de los centros de Carmen Navarro en Madrid. Me lo aplica Jetu, una de las profesionales de cabina que tiene Carmen y que lo da como nadie. Es muy bueno también en el abdomen (muy indicado para después del parto), el pecho y las piernas.

Intralipoterapia (lipoescultura farmacológica)

Existe un tratamiento alternativo a la lipoescultura quirúgica. No tiene los mismos resultados, pero sus efectos son muy duraderos. Lo lleva a cabo el doctor Jesús Sierra, responsable de Deam Clínica, en Madrid, y uno de los primeros espadas dentro de la medicina estética. «Se utiliza para tratar adiposidades muy localizadas (abdomen, rodillas, flancos...) y se obtiene una reducción o eliminación de las mismas en muy pocas sesiones, que se realizan cada tres o cuatro semanas». La técnica consiste en infiltrar el compuesto Aqualix (una solución de fosfato de deoxicolato sódico) con una pequeña cantidad de anestesia en el tejido graso en cuadrantes de 10 x 10 centímetros Es casi indoloro y después del tratamiento hay que llevar una compresión durante cuarenta y ocho horas. Los efectos secundarios son mínimos y no está indicado en pacientes diabéticos, con insuficiencia renal o hepática, alergias severas, embarazo, lactancia o cualquier enfermedad e infección aguda o crónica.

Mano a mano con la celulitis

Hay mujeres en este país que aseguran que pertenecen a la secta del guante. ¿Que no sabes lo que es? Chica, estás atrasadísima...

Ya sabes que los especialistas estéticos dicen que lo mejor para la celulitis es todo aquello que sea manual. Y para manual, un guante, ¿o no? Pero no un guante cualquiera. Quien conoce el guante anticelulítico de silicona de Biologique Recherche ya no lo cambia por nada. Ni el guante, ni la crema que lo acompaña.

Aparentemente, el guante no tiene nada de particular, pero lo cierto es que me cuentan en la casa que les han salido decenas de imitadores que, por supuesto, no han conseguido los mismos efectos.

Laura Rodríguez, directora de BR Distribución, nos da las siguientes indicaciones para utilizar el guante de silicona:

«Tiene dos caras, una con puntos gruesos y otra con puntos más finitos. Los gruesos activan y los finos hacen que el producto penetre. Lo colocas en tu ducha y lo usas a diario con el jabón o el gel. No hay más que hacer una pasada de abajo a arriba con el punto grueso y después cuando te apliques la crema, lo haces con el punto fino, también de abajo arriba. Debes subir el guante con toda la mano y bajar con la punta (para no desplazar los tejidos).»

En la cara interna del muslo el movimiento debe seguir la musculatura, es decir, de abajo a arriba y hacia la zona de la ingle. Su uso es más efectivo haciendo una pasada diaria que usarlo un día media hora y no usarlo durante los dos o tres días siguientes.

»Es muy recomendable también para la cabeza y el pelo. Punto grueso con el champú y punto fino con la crema y/o mascarilla (en este caso te aplicas la crema y/o mascarilla y con el punto fino peinas el cabello todo hacia atrás). A los hombres calvos les encanta el uso del guante y con nuestros productos capilares se consiguen unos resultados muy buenos. Tambien los que tienen pelo lo utilizan, y sobre todo en épocas de caída del cabello (que les preocupa tanto), con los sueros anticaída.

»Se usa también para hacer las pedicuras: primero se frotan bien los pies con una crema por la parte del punto grueso, se hace la pedicura y se finaliza con una crema y el guante por el punto fino».

Una vez firme, depílate con láser

He consultado a varios especialistas y expertos en depilación, y la verdad es que todos me recomiendan la depilación con láser. He oído de todo: que si te salen manchas, que si es muy doloroso... Pero, chicas, esto es como cualquier tratamiento estético, que necesita de la supervisión de un experto. Y no me refiero a una joven con bata blanca que simula ser una enfermera. No. Vas a hacerte algo en la piel que no es una tontería, así que tiene que ser bajo el control de un médico, como Dios manda.

¿Qué debe tener en cuenta un médico antes de someterte a una depilación con láser?

- Que conozca si tienes algún tipo de problema hormonal.
- Que esté al tanto de si estás tomando antibióticos o algún tipo de medicamento fuerte.
- Que no estés tomando el sol durante el tratamiento.
- Que hayan pasado tres años desde la pubertad de la paciente, ya que durante ese tiempo el pelo sigue saliendo.

Una vez tenidas en cuenta estas consideraciones básicas, y si es un doctor quien te hace el seguimiento, no debería haber ningún problema.

¿Por qué salen manchas en la piel?

La doctora Sofía Ruiz del Cueto contesta: «O bien porque se ha aplicado el método sobre una piel muy bronceada o porque a veces el folículo se irrita tanto que esa irritación tiende a convertirse en mancha».

Ella —como otros muchos médicos consultados— recomienda el láser Soprano. Se trata de una técnica que hace depósitos de energía muy pequeños. Por lo general, para destruir un pelo hacen falta cuarenta julios, pero eso es demasiado fuerte. Con el Soprano se hacen cuatro pulsos seguidos de diez julios cada uno. Entre *shot* (disparo) y *shot* hay un pequeño refrigerio, lo que permite tratarlo de forma segura y aminorar el dolor.

7
Hidroterapia del colon y otras limpiezas del interior

Desde hace algún tiempo estoy completamente fascinada por la hidroterapia del colon. A simple vista y oído, podéis pensar que esto no tiene nada que ver con la belleza, pero estáis tan equivocadas... Chicas, la belleza del exterior comienza en el interior, ya os lo he dicho, concretamente con su limpieza. Y es que a mí me gusta tener el colon como los chorros del oro. Eso me regulariza todas mis funciones intestinales y me purifica de arriba abajo.

Para entender los beneficios de esta terapia sólo tenéis que tener en cuenta una cosa, que ya por si sola es bastante gráfica: tenemos un sistema digestivo de doce metros y sólo lo controlamos a la entrada y a la salida, del resto no sabemos nada de nada. A ese sistema digestivo le damos caña cuatro o cinco veces al día y él solito filtra, elimina y absorbe lo que necesita y lo que no. Esta tubería, como todas, se obstruye y se ensucia con el paso del tiempo. En el colon quedan residuos pegados a las paredes intestinales que se van acumulando a lo largo de muuuucho tiempo hasta que todo el sistema empieza a funcionar mal.

¿QUÉ PASA CUANDO EL COLON SE SATURA?

- Si el colon está saturado y lento, es el hígado el que filtra todas las toxinas y se cansa.
- La toxicidad se acumula en la piel y puede provocar dermatitis.
- El intestino se hincha y presiona los órganos.
- Tu digestión es lenta y pesada.

Si notas que te ocurre todo esto, es hora de hacerte una limpieza de colon. Y si no lo notas y nunca te la has hecho, también. No hay excusa, siempre es un buen momento para ponerte a ello, por muy desagradable que te resulte la imagen de ti misma en una situación tan innoble como lo es tener un tubo de plástico metido por *allí*... Además, para qué negarlo, el sistema es bastante incómodo. Pero es que los beneficios son tantos que lo demás pasa a un segundo plano.

«El tratamiento está indicado para cualquier edad, aunque no es recomendable para niños pequeños. Se trata de algo preventivo que deberías incluir en tu lista de chequeos periódicos, como el ginecológico o la limpieza bucal», dice la doctora Irina Matveikova, experta en endocrinología y nutrición clínica.

Veamos las claves de la hidroterapia del colon.

¿CUÁNTAS VECES AL AÑO DEBE HACERSE EL TRATAMIENTO?

Se recomienda realizarlo una vez. Si el paciente tiene diabetes, obesidad, artrosis o cualquier otro trastorno grave, los expertos aconsejan dos o tres sesiones anuales.

¿CUÁNTO DURA LA SESIÓN?

Tienes que hacerte a la idea de que vas a estar unos cuarenta minutos con un tubo de plástico metido entre los glúteos.

¿CUÁNTO CUESTA?

Unos 150 euros aproximadamente. Nada, para los beneficios que produce.

¿POR QUÉ ES RECOMENDABLE, SEGÚN LOS EXPERTOS?

Porque previene el cáncer de colon y el envejecimiento, optimiza la digestión, controla el metabolismo para mantener el peso a raya, permite la absorción completa de los nutrientes, se eliminan residuos antiguos depositados que no se eliminan con la higiene normal, mejora el sistema circulatorio y los problemas de ciática.

Sácale brillo a tus órganos

Está claro que no podemos buscar la belleza exterior si no hemos conseguido antes la interior. El estado de nuestra piel es siempre un espejo del estado de nuestro sistema digestivo. Una limpieza de colon es algo para mí tan altamente recomendable que lo pondría al mismo nivel que cuidarse la piel del rostro o la del cuerpo para estar guapa. Vamos, que no concibo una cosa sin la otra. Es más, me atrevería a decir que no existe la belleza exterior sin otros dos tipos de limpieza interior, la de hígado y la de riñón.

Cientos de veces habréis oído contar a alguien eso de «me alimenté de jarabe de arce durante una semana y adelgacé ocho kilos». Eso es una salvajada. Conozco a gente que ha empezado con una botella de ese brebaje en la mano y ha acabado con una de suero conectada a un gotero en el hospital. Sí, hay que limpiarse, pasarse el algodón por dentro, pero siempre de la mano de un médico. «El hígado es un órgano enorme que está a cargo de desintoxicar y filtrar la sangre. Su papel es eliminar y filtrar toxinas y puede producir el 80 por ciento del colesterol», dice la doctora Matveikova. Por eso, a veces, hay que ayudar al hígado con una de estas limpiezas.

Pero la misma doctora nos advierte: «No es en absoluto recomendable tomar una de esas bebidas depurativas de sales y plantas que la gente se prepara en casa y que consume durante una semana. Esas dietas son peligrosas; hay que hacerlas siempre con supervisión médica».

Es recomendable hacer una limpieza de hígado una vez que se tiene el colon limpio. De hecho, los médicos lo prescriben una vez que han practicado una hidroterapia de colon. Se trata de una dieta especial con un protocolo de sales y suplementos que dura unos siete días, seis de dieta y uno para expulsar. Y te digo más: entre la limpieza de colon y la hepática se pueden llegar a perder unos cuatro kilos.

Sin embargo, puede ser que no estéis dispuestas a pasar siete días entregadas al sufrimiento y el sacrificio. Lo entiendo perfectamente, y para eso te voy a dar una solución que es también altamente recomendable y mucho menos sacrificada (aunque, eso sí, también algo menos efectiva).

Limpieza hepática de un día de duración

Con esta alternativa no me ando por las ramas y voy directamente al grano, a detallarte la fórmula para que puedas prepararlo en tu propia casa.

COSAS QUE DEBES TENER EN CUENTA ANTES DE EMPEZAR:

- No hacer nunca esta limpieza si se está enfermo.
- No omitir ninguno de los ingredientes.

- Realízala cuando vayas a tener un día de descanso, ya que no deberías salir de casa.
- No se puede tomar ningún tipo de suplemento vitamínico ese día.
- Desde que te levantes hasta las 14.00 horas sólo se pueden comer alimentos ligeros y sin grasas, como frutas y verduras.
- A partir de las 15.00 horas no se puede comer ni beber absolutamente nada.

Después de leer estas consideraciones previas, ¿estás dispuesta a seguir adelante? ¿Convencida plenamente? Si la respuesta es sí, continúa leyendo:

¿QUÉ VAS A NECESITAR?

- 4 cucharadas soperas de sales de Epson.
- ½ taza de aceite de oliva.
- 1 pomelo grande o 2 pequeños.
- Entre 4 y 8 cápsulas de ornitina.

Ahora viene la parte más importante, así que no te saltes nada de lo que te voy a contar:

- 15.00 horas: mezclar 4 cucharadas de sales de Epson con tres tazas de agua y ponerlas en una jarra de 1 litro de agua con tapa (esta cantidad es suficiente para las cuatro tomas de ¾ de taza cada una).

- 19.00 horas: es el momento de la primera taza de sales.
- 21.00 horas: ahora debes tomarte la segunda taza.
- 22.45 horas: poner ½ taza de aceite de oliva en un recipiente con tapa. Exprimir el pomelo quitando la pulpa con un tenedor. Mezclarlo todo agitando muy bien hasta que se forme una solución acuosa (antes de beber esta mezcla trata de ir al baño).
- 23.00 horas: beber toda la mezcla recién preparada, tomar de 4 a 8 cápsulas de ornitina y acostarse inmediatamente. Intenta permanecer al menos media hora boca arriba.
- Cuando te levantes por la mañana, bebe (no antes de las 7.00) la tercera toma de ¾ de taza de la mezcla de sales de Epson y agua.
- 9.00 horas: tomar la cuarta y última toma de sales de Epson (si quieres te puedes volver a acostar).
- 11.00 horas: ¡alegría! ¡Por fin ya puedes comer! Primero un zumo de frutas, media hora más tarde, fruta y una hora después, una comida ligera.

Limpieza de riñón de entre tres y seis semanas de duración

Mejorar la salud de tus riñones es algo que está al alcance de tu mano siempre que bebas mucho líquido y comas frutas y verduras, pero es muy recomendable hacerse una buena cura de vez en cuando para purificar aún más.

Para ponerte manos a la obra, toma nota de los ingredientes:

- 1 bolsita de *hydrangea* (raíz de hortensia deshidratada).
- 1 bolsita de *gravel* (raíz de reina de los prados).
- 1 bolsita de *marshmallows* (raíz de altea).
- 4 puñados de perejil fresco.
- Cereza negra concentrada.
- Tintura de sello dorado.
- 500 mg. de jengibre.
- 500 mg. de uva ursi.
- 250 mg. de vitamina B6.
- 300 mg. de óxido de magnesio.

Cómo prepararlo:

Poner ½ bolsita de las tres hierbas en un recipiente con 2 litros y medio de agua.Taparlo y dejarlo reposar una noche entera. Por la mañana, añade ½ botella de cereza negra concentrada y pon a hervir a fuego lento durante veinte minutos. Cuando esté frío, colar y poner ½ litro en una jarra en la nevera (el resto se puede poner en recipientes de ½ litro y congelar). Las raíces hervidas se pueden guardar en el congelador en una bolsita. Esta mezcla dura unos trece días. Cuando se acabe el líquido, hervir las raíces congeladas una segunda vez diez minutos con 1 litro de agua y añadir ⅓ de cereza negra concentrada (esto durará ocho días más).

Por otro lado, poner 4 puñados de perejil fresco en 1 litro de agua y hervir tres minutos. Esperar a que se enfríe y poner ½ litro en una jarra de cristal en la nevera. Congelar el otro ½ litro.

Cada mañana poner ½ vaso de agua de perejil y ¾ de vaso de la mezcla de raíces en una jarrita no metálica y añadir 20 gotitas de tintura de sello dorado. Beber esta mezcla en varias tomas a lo largo del día.

Además:

DESAYUNO

- 1 cápsula de jengibre.
- 1 cápsula de uva ursi.
- 1 cápsula de vitamina B6.

COMIDA

- 1 cápsula de jengibre.
- 2 cápsulas de uva ursi.
- 1 cápsula de óxido de magnesio.

¿Estreñida yo? Jamás

Ahora que has quedado por dentro que te pasan un algodón y sale como los chorros del oro, se puede decir que estás completamente purificada. Sin embargo, amiga mía, esto hay que mantenerlo, porque no sirve de nada sacarte brillo para que no te pases el paño de vez en cuando.

Para conseguir todo esto hay que vencer a ese gran enemigo que tenemos todas las mujeres: el estreñimiento. ¿Quién no lo ha padecido alguna vez? ¿Quién no lo ha convertido en protagonista de muchas de sus conversaciones? ¿Quién no se ha preguntado alguna vez por la piedra filosofal del estreñimiento? Yo, concretamente, lo hago a diario. Bueno, en realidad, solía hacerlo hasta que descubrí el magnesio aquilea.

Sobre esto del estreñimiento hay mucho escrito, pero pocas soluciones dadas. El problema es que no nos damos cuenta de que no a todo el mundo le funciona lo mismo de igual manera. El kiwi y el zumo de naranja parecen ser los denominadores comunes siempre, pero lo cierto es que hay que saberlos tomar.

Pero comencemos descartando por boca de los médicos, es decir, tachando falsos mitos de la lista de recetas para ir al baño:

- Los yogures no son laxantes. La cultura del yogur está muy bien, pero no como un único tratamiento. Cualquier producto fermentado puede tener beneficio, pero no es suficiente como para hacerte ir al baño.
- La verdura ayuda mucho más que la fruta, así que mejor será echar mano de un buen plato de judías verdes, antes que de dos naranjas.

- No debemos confiar en la eficacia de cualquier producto de los herbolarios. Hay muchas sustancias irritantes en esas mezclas de plantas medicinales o en las infusiones que nos ofrecen. La mayoría queman e irritan las mucosas.
- Hay una receta que suele dar buen resultado: dos kiwis y un vaso de agua en ayunas. Sin embargo, aunque parezca milagrosa, no a todo el mundo le funciona como laxante.

Consejos de los nutricionistas para combatir el estreñimiento

Lo mejor siempre es seguir el consejo de un especialista antes que ponerse cada mañana delante de un plato de cereales, dos kiwis, un zumo de naranja y una infusión de herbolario.

- Lo primero que hay que hacer antes de echar mano de un laxante es saber el origen de nuestro problema: estrés, mala alimentación, prisas, intolerancias alimentarias, ingesta de antibióticos, cambio de entorno, cesárea reciente…
- Hacer un pequeño diario con nuestras rutinas alimentarias para ver cómo y por qué falla nuestro intestino.
- Comer kiwis, ciruelas pasas y verduras trituradas durante cinco días, pero sin abusar de la fibra.

- Tratar de no tragar aire al comer.
- Beber mucha agua.
- Desayunar fruta y cereales. El pan integral con aceite de oliva es también un excelente laxante, da igual que por encima le pongas queso, tomate o fiambre.
- De los herbolarios confiar sólo en el Plantago ovata, una fibra hidrosoluble.

Magnesio, mi mejor amigo

Si todos los consejos anteriores no te resultan suficientes, échate en brazos del magnesio aquilea, como he hecho yo. Para mí, desde luego, no hay nada mejor. El magnesio ayuda a controlar nuestra flora intestinal y es bueno para todo. Un comprimido efervescente al día y no te imaginas cómo se regulariza el asunto de ir al baño. Estimula el músculo del intestino y la vesícula y no provoca adicción, es decir, que lo puedes tomar durante un periodo largo de tiempo sin correr el riesgo de vivir soñando con tu «chute» de magnesio.

8
Lo último en terapias naturales para estar inmejorable

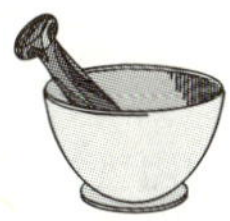

Me he vuelto adicta a todo lo natural. Y eso es, sin duda, mucho mejor que si me hubiera hecho adicta a lo artificial. Alucino con las terapias naturales para embellecer y alimentarse y visito siempre que puedo cualquier buen centro donde las pongan en práctica.

Confieso que la Clínica Sha Wellness, que fusiona lo mejor de la medicina oriental y la occidental, me encanta. Allí aprendí los secretos de la dieta macrobiótica y allí me he puesto en manos de algunos de los mejores especialistas del panorama internacional en lo referente a salud y belleza. Éste es precisamente uno de los centros donde te pueden aplicar algunas de las técnicas naturales más innovadoras del momento, me atrevería a decir que en todo el mundo.

Biomesopuntura de chacras

¿Sabes qué es lo último en belleza natural? Pues no pierdas detalle. Se llama BIOMESOPUNTURA DE CHACRAS y lo practica la doctora Larisa Perezhogina. Son inyecciones de fármacos homeopáticos que se aplican en los puntos de chacras con el objetivo de rejuvenecer.

¿PARA QUÉ PARTE DEL CUERPO ESTÁ INDICADO?
Para el rostro y algunos puntos específicos del cuerpo.

¿QUÉ EFECTO TIENE EN EL ROSTRO?
El efecto es reafirmante, ya que ayuda a producir elastina y colágeno. No es relleno, pero el paciente nota un efecto similar.

¿Y EN EL CUERPO?
Regenera el hígado. Es como una vacuna de rejuvenecimiento interno y externo.

¿QUÉ VENTAJA TIENE ESTE TRATAMIENTO UTILIZADO PARA ESTÉTICA FRENTE A LOS PROCESOS QUIRÚRGICOS?
No produce inflamación y los efectos se notan instantáneamente. Además, no genera dolor y cierra poros, aumenta la producción de colágeno y hasta elimina las bolsas de los ojos.

¿CÓMO SE APLICA?
Con una nano aguja japonesa para evitar los puntos de enrojecimiento, sobre todo en las pieles muy sensibles.

¿CUÁNTO CUESTA?
Unos 350 euros. Puede ser un tratamiento puntual o más profundo en varias sesiones.

Tratamiento de enriquecimiento plaquetario

Otro de los tratamientos que me dan total confianza es el de ENRIQUECIMIENTO PLAQUETARIO para regenerar la piel. Sí, ya sé que puede sonar un poco extraño y propio de una película de Drácula, pero se trata de extraer la propia sangre del paciente e inyectársela. Como suena. Dependiendo de la cantidad, esto tiene un efecto regenerador potentísimo. Se aplica mucho en caso de lesiones deportivas, pero lo cierto es que en el escote, la cara, el cuello, el dorso de las manos y en pacientes con tendencia a la alopecia el efecto es increíble.

¿PARA QUIÉN ESTÁ INDICADO?
Para pacientes con fotoenvejecimiento o con estados de cambio hormonal.

¿QUÉ EFECTO TIENE?
No da volúmenes, pero sí rejuvenece. Aporta mucha luminosidad y tersura en la cara. Mejora las arrugas superficiales, aunque no las elimina.

¿ES DOLOROSO?
No.

¿CÓMO SE APLICA?
En inyecciones muy superficiales, mucho más que cuando se inyecta un relleno, ya que esto no sirve para rellenar, sino para dar calidad a la piel. Se aplica con una crema anestésica y la sangre no entra nunca en contacto con el aire.

¿A PARTIR DE QUÉ EDAD ESTÁ INDICADO?
A partir de los treinta y cinco años, más o menos.

¿CUÁNTO TIEMPO DURA EL TRATAMIENTO?
Una sesión cada tres semanas. Otra sesión a los tres meses y otra más al año. Cada sesión dura una hora y media.

Mesoterapia del cuero cabelludo con extractos de placenta

Hace años, el extracto placentario se aplicaba a úlceras en las piernas. Pero como tiene factores de crecimiento, resulta que se ha comprobado que su aplicación va de miedo para reactivar esos folículos capilares que están como dormidos. La placenta es como un «chute» de café para el folículo, que da un respingo y vuelve a la vida real sin bostezar siquiera. El resultado es buenísimo, sobre todo en mujeres, incluso las que tienen alopecia total. Por supuesto, también sirve para mejorar la calidad del pelo.

¿PARA QUIÉN ESTÁ INDICADO?

Para mujeres con alopecia y aquellas que quieren mejorar la calidad del pelo. También para hombres que deseen prevenir la alopecia.

¿CÓMO SE APLICA?

Son microinyecciones superficiales. Prácticamente la aguja sólo toca la piel, sin penetrar completamente. Se aplica en cada milímetro de la zona afectada.

¿CÓMO ES EL PRODUCTO?

Es homeopático y está muy diluido. Procede de Alemania y de Suiza.

¿CUÁNDO EMPIEZA A NOTARSE EL RESULTADO?

Rápidamente. A veces, en un mes se pueden ver los efectos, pero hay que continuar el tratamiento a lo largo de nueve meses, aplicándolo una vez cada treinta días.

Homeopatía por todos los poros

Aplicar la homeopatía a la medicina estética está de moda, ya os lo he repetido hasta la saciedad, pero es que si lo hago es porque creo que es una buena solución para muchos de los problemas que tenemos hoy en día. Y no sólo de estética, sino de otras muchas cosas.

La doctora Esther Querub dirige, junto con la doctora Esther Benarroch, un centro en Madrid que aplica homeopatía a la medicina estética. La clínica está enfocada a la belleza integral, prácticamente toda a través de tratamientos homeopáticos. «Lo que nos diferencia de los demás es que aquí buscamos siempre la naturalidad. Aquí se aplica la homeopatía para regular de manera celular a los pacientes con lo que se llama biorresonancia, que trata problemas hormonales, de huesos, fibromialgias y hasta depresiones», explica Esther Querub.

¿QUÉ PROBLEMAS ESTÉTICOS PUEDE LLEGAR A MEJORAR LA HOMEOPATÍA?

Pues casi todos. Desde los melasmas hasta el acné, las pequeñas arrugas, la deshidratación, los problemas causados por la menopausia, la ansiedad, la nutrición, las venitas en la cara, la rosácea...

Lo más indicado es que te hagan una historia cuando vas a usar la homeopatía como tratamiento, como hacen en la clínica de Esther Querub: «Lo importante es charlar con los pacientes y ver exactamente qué tienen y qué lo produce. A partir de ahí, hago una historia clínica y luego derivo exactamente a cada paciente adonde lo necesita».

9
Dime lo que comes y te diré quién eres

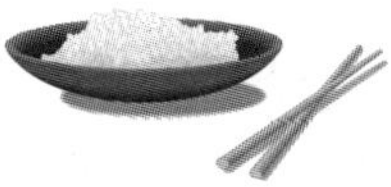

Somos lo que comemos. ¿Cuántas veces has oído esta frase hecha? Seguro que miles, pero es que no por repetida deja de ser cierta. Yo haría una versión y afinaría más: somos como comemos. Porque, en realidad, cada uno de nosotros somos, físicamente, producto del tipo de alimento que nos llevamos a la boca.

Creo que la forma de alimentarnos es más importante que seguir una dieta para perder peso. Comer de manera sana y equilibrada es equivalente siempre a no tener exceso de peso, así que ya sabes, cambia tu forma de comer si quieres sentirte bien, sana y, sobre todo, delgada.

¿Sabías que consumir una dieta rica en verduras aporta a la piel un color casi tan bueno como si tomaras el sol?

Ese color lo dan los carotenoides de los tomates, las espinacas y los aguacates, por ejemplo.

Alimentación macrobiótica al poder

Soy una enamorada absoluta de la dieta macrobiótica. Desde que la descubrí, es que no le veo nada malo. Todo lo contrario: procuro alimentarme en base a su filosofía tanto como puedo. Te la recomiendo. ¿Que no la conoces? Pues lo mejor es que uno de los grandes expertos en dietas macrobióticas te diga de qué va y, de paso, te recomiende algunos hábitos saludables en la alimentación.

Kenneth Prange, especialista en nutrición de la Clínica Sha Wellness, nos aconseja: «La macrobiótica es aprender a vivir con tus limitaciones biológicas. El concepto lo creó Hipócrates hace dos mil quinientos años y traducido literalmente significaría algo así como la gran vida. De lo que se trata es de llevar una vida satisfecha con este sistema. Es, más que una forma de alimentarse, un estilo de vida. La comida es el comienzo de un camino más largo».

Lo importante es quitarle un poquito de rollo místico a la dieta, que tampoco parezca que una va a entrar en un modo de vida zen cuando empiece a ponerla en práctica. Y, por supuesto, saber en qué consiste para ser capaz de captar su filosofía: alta en fibras, alta en hidratos y baja en grasas. Es mejor incluso que la mediterránea, que tiene un 40 por ciento de grasas y un 20 por ciento de azúcares o similares.

ALIMENTOS PROHIBIDOS EN LA DIETA MACROBIÓTICA

- Leche animal.
- Azúcar.
- Carne.
- Cafeína.
- Aditivos y químicos.

ALIMENTOS RECOMENDADOS EN LA DIETA MACROBIÓTICA

- Cereales integrales.
- Hidratos.
- Proteínas de origen vegetal, no animal.
- Algas marinas.

Lo importante de esta dieta es evitar los fanatismos y ser capaz de acompañarla de una forma de vida saludable. En la Clínica Sha Wellness, las enseñanzas macrobióticas vienen acompañadas de algunos consejos sobre cómo llevar una forma de vida saludable.

Básicamente, lo que esta dieta incluye es mucha verdura, mucha alga, mucho arroz integral, tés con poca teína, mijo, tofu, cuscús y soja. Todo ello con todas las variaciones que te puedas imaginar y acompañado de especias y otros ingredientes.

Los principios básicos de este tipo de alimentación están en comer cuando cada uno tenga hambre, tomar siempre alimentos del lugar donde se vive y que sean siempre de temporada, masticar muy bien y evitar en la medida de lo posible todos los aditivos, colorantes y conservantes que suelen tener todos los alimentos hoy en día.

Si todo esto lo acompañas de unos hábitos saludables básicos, vas a notar grandes cambios en tu vida.

LOS CINCO HÁBITOS ALIMENTICIOS SALUDABLES, SEGÚN EL NUTRICIONISTA KENNETH PRANGE

- Estar informado y tomar conciencia de lo que se come.
- Elegir una comida que se adapte al clima y a la zona en la que nos encontramos.
- Recurrir siempre a recetas tradicionales y adaptarlas con los ingredientes adecuados, como son los cereales integrales. Tratar de encontrar algas, que son una gran fuente nutricional.
- Experimentar con nuestro propio cuerpo y ver nuestras limitaciones. Qué clase de comida necesitamos con-

sumir teniendo en cuenta nuestros límites biológicos. Hay que aprender a comer según nuestra cultura y nuestras necesidades diarias.

- Sugerirle a nuestro subconsciente estar activo en la macrobiótica. Compartir sus valores y tener un diálogo muy positivo con nosotros mismos.

Análisis genético de la obesidad

Encontrar una solución para tratar la obesidad y el sobrepeso parece que cada vez está más cerca. La doctora Asunción Cascante, responsable de estética del Departamento de Cirugía Plástica de la Clínica La Zarzuela, de Madrid, y una de las personas en las que más confío en estos temas, tiene una solución en sus manos.

«La obesidad es un serio problema de salud pública, el 15 por ciento de la población española ya sufre este problema y dos tercios presentan sobrepeso. Existen casos en los que las dietas no resultan efectivas. Esto es debido a que todos los individuos no son iguales, ni están en las mismas condiciones ambientales, por lo que se hace necesario un estudio de su carga genética y de las condiciones en las que habitan», explica Cascante.

La presencia de variantes de determinados genes, como los relacionados con el control de la ingesta y la saciedad o con el mantenimiento energético, pueden hacer que unas personas estemos más predispuestas a la obesidad que otras.

¿QUÉ TIPO DE INFORMACIÓN OFRECE LA CARGA GENÉTICA DE UN INDIVIDUO?

- La tasa metabólica en descanso.
- La tasa metabólica en actividad.
- El efecto térmico de la comida.
- La eficacia de asimilación de nutrientes.
- El dónde y cuándo comer.

Dicho lo cual, no hay duda de que conociendo determinados datos genéticos de una persona es posible saber qué es lo que determina que tenga mayor o menor tendencia a engordar y, a partir de ahí, encontrar la dieta y los hábitos alimenticios más adecuados.

¿POR QUÉ ES ÚTIL ESTE SISTEMA PARA UN PACIENTE?

- Puede conocer su carga genética y actuar en consecuencia, cambiando hábitos alimentarios y de comportamiento.
- Elimina ansiedad.
- Recibe tratamiento individualizado en función de su carga genética.

- Se conciencia más de que debe modificar sus hábitos de vida, de que no es algo puntual o circunstancial lo que debe cambiar.
- Adquiere herramientas nuevas para perder peso.
- La información es útil para toda la familia, puesto que al compartir información genética pueden conocer su predisposición y prevenir en ellos las patologías asociadas.

¿Cuáles son las ventajas del análisis genético de la obesidad para el paciente?

- El análisis se realiza una vez en la vida. Es un análisis único, ya que el ADN no varía, y el resultado es válido para toda la vida del paciente.
- Permite prevenir el aumento de peso y de patologías asociadas a la familia del paciente.
- La toma de muestra es indolora y no invasiva, ya que se trata de una muestra de saliva (células de descamación de la mucosa bucal).
- El estudio más completo de análisis molecular incluye a dieciocho genes.

¿Y para los médicos?

- Disponer de información suficiente para aplicar un tratamiento absolutamente individualizado.

- Conseguir pacientes más motivados al encontrar un informe objetivo de la causa de su sobrepeso.
- Tener en sus manos una nueva herramienta para los casos resistentes a tratamientos convencionales.

Pero, como sabes, ni todas tenemos problemas de obesidad ni necesitamos quitarnos de encima diez kilos. Muchas mujeres lo que pretenden al comenzar una dieta es bajar sólo unos kilitos. Seas el caso que seas, seguro que necesitas cambiar de hábitos alimenticios, porque, no nos engañemos, si te sobra peso, si no te cierra la cremallera de la falda y si las blusas no te abrochan es porque has empezado a tener malas costumbres.

Hay dietas de todo tipo que pueden ser útiles y eficaces, dependiendo del uso que se haga de ellas. Es decir, que si tienes que quitarte diez kilos, yo no optaría por una desintoxicante, sino por una con la que vayas poco a poco. Porque, no nos engañemos, una puede quitarse fácilmente de encima dos o tres, pero cuando se trata de más de cinco… la cosa se vuelve más peliaguda.

El método Ankshu: ayuno y acupuntura egipcia

El doctor David Berniger, licenciado en psicología y nutrición, pone en práctica el método Ankshu en el Centro de Medicina Estética Esther Querub. Se trata de una dieta hídrica que, como explica él mismo, «baja el nivel de ansiedad, inhibe el estómago y aumenta el metabolismo». Todo ello acompañado de un poco de acupuntura egipcia.

No todo el mundo está capacitado para hacerlo. De hecho, está desaconsejado para menores de edad o personas con patologías severas. «Lo primero que hago es entrevistarme con el paciente para ver si está capacitado», dice el doctor.

Llegas a bajar medio kilo al día y un mínimo de tres la primera semana. Eso sí, no tomas más que caldos, infusiones, sopas de verdura y líquidos que no engordan. «Al principio la gente la hacía para desintoxicarse, pero como es tan efectiva, la han acabado haciendo por estética y porque mejora la salud».

¿CUÁNTO DURA?

Una semana, durante la cual se acude a la clínica tres veces para que el médico controle constantemente al paciente. Luego es necesaria otra semana para la reeducación alimentaria para evitar el efecto rebote.

¿EN QUÉ CONSISTE LA ACUPUNTURA EGIPCIA?

La sesión dura media hora y consiste en «picotear» con pequeñas agujas los campos electromagnéticos del cuerpo.

¿CUÁNTO CUESTA?

1.300 euros.

Algunas dietas desintoxicantes

Hay dietas que no sirven para perder peso, sino para eliminar toxinas del organismo y mejorar la salud. Duran muy poco tiempo, pero te dejan limpia y como nueva. Se limpia el aparato digestivo y con ello la sangre. Y, de paso, algún kilito que otro te quitas de encima, sobre todo si acabas de tener unos días de esos en los que has comido más de lo que tu cuerpo podía digerir.

Si incluyes estas dietas en tus hábitos, notarás que vas a ganar mucho. No deben durar más de un día, pero ponerlas en práctica una vez al mes o cada dos meses es muy aconsejable.

DIETA DE LOS ZUMOS: se trata de ingerir sólo zumos de frutas y de verduras licuadas durante un día. Puedes utilizar cualquier tipo de futa o verdura o ir alternándolas a lo largo del día. Debes beber un mínimo de dos litros de agua ese día.

DIETA DE LAS FRUTAS: es la misma fórmula que la anterior, pero a base de agua y frutas enteras.

DIETA COMBINADA: a base de frutas y verduras frescas. Se puede desayunar y merendar a base de frutas y comer y cenar a base de ensaladas. Es recomendable beber también zumos de frutas y mucha agua a lo largo de todo el día. No se puede utilizar ni sal ni azúcar.

La dieta de la zona

Es obra del bioquímico Barry Sears y cada vez se está haciendo más famosa, sobre todo desde que la han puesto de moda la modelo estadounidense Cindy Crawford y el actor Brad Pitt.

¿QUÉ BENEFICIOS APORTA ESTA DIETA?

- Mejora el estado de salud en general.
- Se consigue un estado de bienestar y se evitan muchas enfermedades.
- Se reduce el exceso de peso de manera definitiva si se pone en práctica correctamente.

REGLAS BÁSICAS: 40-30-40 Y OMEGA 3

- Esta dieta se caracteriza por mantener un equilibrio nutricional que consiste en que el 40 por ciento de cada comida y de cada tentempié viene de los carbohidratos, el 30 por ciento de las proteínas y el otro 30 por ciento de las grasas.
- No pueden pasar más de cuatro horas entre comida y comida, ya que a partir de ese momento los niveles de insulina suben y se modifica la tasa de azúcar en la sangre.
- Hay que hacer cinco comidas al día, dos de ellas ligeras.
- Es imprescindible un aporte diario de Omega 3.

Si se consigue la combinación adecuada entre estos elementos y en su justa proporción, el éxito de la dieta está asegurado.

Por supuesto, cuando hablamos de hidratos de carbono, nos referimos a los de absorción lenta, como frutas, legumbres, verduras y cereales integrales. Las grasas deberían venir de alimentos ricos en Omega 3, tipo el aceite de pescado, las nueces, el aceite de oliva y algunos frutos secos. En cuanto a las proteínas, se recomienda tomar mucho pescado y carnes de ave, pero pocas carnes rojas.

ALGUNOS CONSEJOS GENERALES SOBRE DIETAS Y ALIMENTACIÓN

- La forma más eficaz de perder peso es realizar una dieta siempre bajo la supervisión de un especialista.
- La mejor manera de llevar a la práctica una dieta es tratando de asumir que durante un tiempo no podremos comer fuera ni llevar una vida social demasiado agitada. En cualquier caso, si vamos a comer en un restaurante, siempre es mejor recurrir a un sistema disociado de comida.
- Cada dieta tiene que adaptarse a la persona: a su edad, a su sexo, su peso, el peso que quiere bajar, sus condiciones físicas y su salud.
- La dieta proteinada, tal y como os comenté en el libro *Diez años más joven,* es una de las más recomenda-

das por su eficacia. Se pierde peso rápidamente y se reeduca al paciente en cuanto a la forma de comer, por eso, si se cumplen los objetivos de esa reeducación alimentaria, es difícil subir de peso. Los métodos que más me gustan son el Isonut y el Pronokal.

- Los test de intolerancia alimentaria no son dietas ni hacen la función de una dieta. Estos test simplemente indican la intolerancia que tenemos a determinados alimentos, y que siempre suele coincidir con los que no sientan bien o que engordan. Es recomendable realizarse una de estas pruebas, porque saber qué nos sienta mal ayuda mucho a mejorar nuestra digestión y nuestra salud, pero nunca con el objetivo de bajar peso.

Alimentos que sientan bien

De la misma manera que no existen dietas milagrosas y sin cierto esfuerzo tampoco existen alimentos que consigan que perdamos peso. Sin embargo, hay algunos que tienen efectos muy beneficiosos para la salud y contra el envejecimiento.

LAS CEREZAS Y LAS PICOTAS: tienen características antioxidantes y tonificantes. Su ingesta purifica nuestro organismo y tiene efectos muy positivos en nuestra piel y nuestro cabello.

COCO: en algunas culturas se ha demostrado que el consumo continuado de aceite de coco hace que se eviten problemas cutáneos y enfermedades cardiovasculares. Tiene propiedades antivirales.

MANZANAS: no sólo tienen mucha fibra, sino que es uno de los alimentos que más quita el hambre. Su piel tiene un enorme efecto antioxidante.

AJO: tiene una importante acción antiinflamatoria. Reduce la presión sanguínea, las toxinas.

PESCADO AZUL: uno de los mejores es el salmón salvaje, con una cantidad de Omega 3 mucho más elevada que el salmón de piscifactoría. También las anchoas son una fuente extraordinaria de Omega 3. Precisamente los Omega 3 estimulan la secreción de una hormona que actúa en el hipotálamo para reducir el apetito y quemar grasas.

CANELA: resulta muy buena para controlar el peso, ya que es capaz de mantener bajos los niveles de glucosa.

AGUACATE: a pesar de que lo miramos con recelo porque engorda, el aguacate contiene ácidos grasos esenciales y proteínas de alta calidad que no producen colesterol. Por su vitamina E es uno de los grandes antioxidantes aliados contra el cáncer. Muy recomendable consumirlo durante el embarazo por su alto concentrado en ácido fólico.

¿Adelgazar a base de potitos?

El capítulo de las dietas jamás se acabará de escribir. Cada cinco minutos aparece una dieta nueva, con un efecto aún más milagroso que la anterior y que te hace también perder más peso que la anterior. Y si esa dieta lleva el sello de alguna famosa de Hollywood, que además esté delgada, el éxito está asegurado, sea como sea ésta.

Lo último es alimentarse a base de potitos de bebé. Sí, como lo oyes. Lo ha puesto de moda la entrenadora y nutricionista Tracy Anderson, y fruto de la ingesta de catorce potitos al día son las actrices Gwyneth Paltrow y Jennifer Aniston. Tracy ha puesto en forma a Shakira, a Madonna o a Donna Karan y se ha hecho casi más famosa que ellas por su invento. Parece que la fórmula es infalible para perder dos o tres kilos de manera exprés cuando estas actrices tienen que prepararse para un rodaje. Todo ello, acompañado de una buena tabla de ejercicios, claro.

Para su inventora se trata de una dieta desintoxicante para mantener bien limpio el sistema digestivo que apenas dura unos días. Sin embargo, no sirve cualquier potito, sino unos que están preparados con copos de avena, fruta con canela y verduras. Para cenar, carne magra con más verduras. Así que no salgas corriendo a la farmacia ni arrases con la comida de tu bebé en una semana.

Desde luego, comparada con la dieta del vinagre de manzana que hacen la modelo Heidi Klum o la cantante Fergi, ésta me parece maravillosa, claro. Si la alternativa es beberme un vaso de vinagre de manzana antes de cada comida para que se me quite el hambre (creo que con medio ya sería suficiente para ponerme enferma), prefiero sinceramente alimentarme de potitos. Sin embargo, creo que donde esté una buena dieta sana y equilibrada en la que comas de todo y tardes algo más de dos días en perder tres kilos, que se quite todo lo demás.

El poder de las pastillas adelgazantes y los aerosoles saciantes

En el Reino Unido se pueden comprar sin receta en farmacias y supermercados unas pastillas adelgazantes llamadas Zotrim, cuyos ingredientes principales son la hierba mate y el guaraná. Fueron probadas por científicos en la Universidad de Liverpool, y descubrieron que las mujeres que tomaban la píldora en el desayuno tenían mucho menos apetito a la hora del almuerzo, lo que cortaría su ingesta de calorías en un 17,6 por ciento.

Zotrim da una sensación de saciedad enorme y hasta te quita la necesidad de comer dulce. Retrasa el proceso de digestión unos veinte minutos, lo que evita comer de más, puesto que te sientes satisfecho antes.

Hay que tener en cuenta que estas pastillas no han tenido efectos positivos en todas las personas que las han probado, según varios estudios médicos, es decir, que no tienen un efecto saciante en todo el mundo, pero si tienes la suerte de no ser tú una de ellas, podrás llegar a perder los tres kilos en seis semanas que promete sin apenas esfuerzo.

Sin embargo, si el Zotrim no te funciona, siempre puedes probar con el Full Fast. Se trata de un aerosol sublingual saciante de efecto inmediato que, por el módico precio de unos 20 euros, está formulado para trabajar en nuestro cerebro y ayudarnos a sentirnos satisfechos. Ayuda a reducir el hambre y a sentirnos llenos. Se puede conseguir en farmacias.

No obstante, como complemento alimenticio no he encontrado nada mejor que el Mamberry, cien por cien natural y con una cantidad de propiedades que creo que debería recomendarlo en todos los capítulos de este libro, porque lo abarca todo. Son unos sobres de Garcinia mangostana, Lycium barbarum (o goji), vitamina C pura y oligofructosa. ¿Y todo esto qué hace?, te preguntarás. Pues prepárate: regulan el tránsito intestinal, aumentan la calidad de la vista, tienen una fuerte acción antioxidante, refuerzan el sistema inmunológico, ayudan a perder el exceso de grasa, refuerzan el deseo sexual, mejoran los niveles de azúcar y el colesterol, retrasan el proceso de envejecimiento, mejoran la calidad del sueño... En fin, tú me dirás si puedes encontrar un solo producto que sea capaz de reunir tantos efectos beneficiosos para el cuerpo humano. Y todo, sin tener que gastarte un pastón en una clínica. Empiezas a tomarte esto diariamente y a los dos meses eres otra persona, te lo aseguro.

También soy fan de los antioxidantes, especialmente de los de la marca Royal Green. Cada día me tomo una cápsula de aceite de pescado con Omega 3. No os fiéis de esos lácteos que lo llevan. No, el Omega 3 lo tienes que consumir en estado puro, o casi. Ayuda al sistema inmunológico y al bienestar emocional. Además, es ideal para los problemas del metabolismo, el embarazo, los ojos, las migrañas y el sistema cardiovascular. Adoro el Omega 3 de la misma forma que el camu-camu, que es el fruto de un árbol que crece en Perú y que tiene un altísimo contenido en vitamina C. Las pastillas de camu-camu de esta misma marca, Royal Green, han sido todo un descubrimiento.

Los métodos Ravenna y Dukan

Otra de las dietas que me da muchísima confianza es la que lleva a cabo en doctor Máximo Ravenna, médico clínico y psicoterapeuta. Él mismo dice que comer poco despeja la mente, así que ya os podéis imaginar que la dieta va de reducir el tamaño del plato que te comes o, lo que es lo mismo, el número de calorías.

El método trata la obesidad a partir de la toma de conciencia de los excesos que hacemos y de los que muchas veces no somos conscientes. Cuántas veces te has preguntado: ¿cómo puede ser que no adelgace si como muy sano y cosas que no engordan? Es lo que siempre decimos todas, claro, lo que nos callamos es la cantidad de comida que pusimos en el plato. Es decir, que sólo has comido judías verdes, pero te has puesto hasta las cejas.

El método Ravenna propone dietas personalizadas en torno a las 600 calorías (sí, para morirse, pero si estás bien controlada, verás cómo es realmente efectiva), con la ingesta de muchísimo líquido. Agua hasta ahogarte, algo que ya sabéis que yo pongo siempre en práctica. Parte de la base de que hay muchos alimentos adictivos y con la ayuda de un psicólogo trataremos de enfrentarnos a ellos. También sugiere que los alimentos no estén demasiado ricos para que sea más fácil dejar de comerlos, lo cual me parece bastante acertado, porque, seamos sinceros, parar de comer esas maravillosas ensaladas a las que ponemos de todo y que están tan fresquitas siempre se nos hace difícil, y con la excusa de que las ensaladas no engordan... ¿O no opinas que no es más fácil dejar de comer una ensalada aliñada con limón que una con especias, con su aceitito rico y con algún que otro «caprichito» dentro?

Yo, personalmente, soy consciente de mi adicción a muchos alimentos, y no me digáis que vosotras no lo sois, por mucho que el alimento en cuestión no sea de los que más engorde. ¿Quién no se ha enganchado a algo? Por eso el método Ravenna propone que pasemos el «mono» con los que más daño nos hacen.

Aparte de la porción justa de cada comida, hay que poner distancia entre ellas, comer alimentos de bajo índice glucémico y muchísimo caldo. Por supuesto, entra en juego la cetosis, pero se te acaba quitando la obsesión por la comida gracias a las terapias personales y grupales y a la ayuda que aporta la práctica de ejercicio físico personalizado.

Es imprescindible que, hagas la dieta que hagas, te la supervise siempre un médico. Te lo aconsejo con todas ellas, y especialmente con la dieta Dukan. Tiene más de cinco millones de seguidores en todo el mundo, y su creador, el nutricionista francés Pierre Dukan, se ha hecho de oro con ella y con su libro, el *bestseller No consigo adelgazar*. Pero está prohibido hacer la dieta sólo con el libro.

El método no es complicado, pero no lo hagas a lo loco que tiene efecto rebote, eso garantizado. Por eso es mejor que te la lleve un profesional, al que debes visitar aproximadamente cada quince días para llevar un control. La doctora Folch, por ejemplo, del Centro Médico Teknon de Barcelona, la supervisa.

Tiene cuatro fases. La primera se llama Ataque, y consiste en comer exclusivamente proteínas durante unos diez días. En la segunda, Crucero, se puede añadir alguna verdura hervida. Es en estas dos cuando empiezas a perder peso, especialmente en la primera. Eso motiva tanto que sigues con ella cumpliendo todo a pies juntillas. La tercera fase es la de Consolidación, en la que se añade algún carbohidrato. Por último, en la de Estabilización, haces un día a la semana de dieta salvaje y el resto puedes comer normal.

Es preciso tomar vitaminas, magnesio, potasio… y hacerse previamente tanto una analítica como un electrocardiograma.

10
Ponle cerco a los cercos

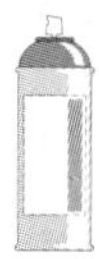

Sí, hay que ponerle un cerco a los cercos de sudor definitivamente. ¿Os acordáis de aquella foto de Letizia Ortiz unos días antes de su boda con aquel traje gris sudando como una loca? Se le marcaban los cercos en las axilas y la imagen que daba no podía ser peor. No puedes permitir que eso te pase a ti. Tal vez si Letizia lo hubiera previsto, no tendría que haberlo lamentado luego viendo esa foto repetida en todas las revistas del mundo.

Pero, en fin, esto nos pasa a casi todas, aunque no somos ella, claro. Llega el verano y levantar el brazo en plenas horas de calor puede llegar a convertirse en un gesto totalmente prohibido. Durante años hemos estado buscando soluciones sin parar: desodorantes en crema, polvos de talco, productos de farmacia… y hasta no pegar los brazos al cuerpo para evitar la fricción de la piel que produce la sudoración. Es decir, que una es capaz de ir con los brazos en cruz por la calle para evitar el horroroso cerco de sudor en las axilas.

Y no es sólo un problema de calor: también de estrés, de miedo, de preocupación, de menopausia... ¿A quién no le han sudado, por ejemplo, las manos ante una situación de tensión? Muchos presentadores y presentadoras de televisión, pongamos por caso, saben perfectamente de lo que estoy hablando.

Para empezar, debemos probar soluciones fáciles. Hay veces que lo más sencillo puede salvarnos la vida, pero no sabíamos que precisamente eso podría hacerlo.

RECETAS QUE AYUDAN A EVITAR LA SUDORACIÓN

- Prueba a usar desodorantes que contengan sales de aluminio, porque favorecen el bloqueo de la secreción de las glándulas sudoríparas, aunque son ácidos.
- La electroterapia, concretamente la iontoforesis. En las primeras partes del tratamiento hay que tratar las partes afectadas en sesiones de quince-veinte minutos. Normalmente son necesarias de diez a veinte sesiones. No tiene efectos secundarios y es muy efectivo.
- Existe un tipo de medicación, la anticolinérgica, que actúa frenando el estímulo nervioso que necesitan las glándulas sudoríparas para funcionar.

Sin embargo, si nada de esto te funciona o si directamente te lo quieres saltar, existe una solución milagrosa: el bótox.

Al igual que te atenúa las arrugas de la frente, evita que el sudor salga a chorros de tus axilas o de las palmas de tus manos. El problema, en el primer caso, se llama hiperhidrosis axilar y la respuesta al tratamiento empieza a dar sus frutos a los pocos días de aplicárselo. Las causas no se conocen muy bien, pero pueden deberse, además de a un aumento de la temperatura ambiental, a episodios de estrés o ansiedad o a la ingesta de comida muy especiada. Esto provoca una sobreactividad del sistema nervioso que estimula las glándulas sudoríparas, que responden produciendo más cantidad de sudor del necesario para regular la temperatura corporal.

Pero voy al grano. Según la doctora Sofía Ruiz del Cueto, codirectora de la Clínica Mira + Cueto de Madrid y una de las profesionales que aplica este tratamiento, se trata de algo muy efectivo y de larga duración (dura más que cuando se usa para atenuar las arrugas del rostro) que se aplican, eso sí, mucho más las mujeres que los hombres.

Veamos ahora una serie de claves sobre el bótox aplicado a la sudoración:

¿Para quién está indicado?

Para hombres y mujeres con problemas de sudoración excesiva en axilas y manos.

PROBLEMAS QUE ATAJA EL TRATAMIENTO.
Sudoración de axilas, de manos y salivación excesiva.

¿CÓMO SE APLICA?
Primero se emplea una crema anestésica y luego se hacen pequeños pinchazos separados entre sí por uno o dos centímetros. En el caso de la salivación excesiva, se aplica en las glándulas salivares.

¿CUÁNDO SE EMPIEZAN A VER SUS EFECTOS?
Más o menos a la semana comienza a evidenciarse que la secreción va bajando. Al mes, se hace un pequeño retoque por si hubiera alguna glándula que se escapara en la primera aplicación.

DURACIÓN DEL EFECTO.
Aproximadamente unos ocho meses.

PRECIO DEL TRATAMIENTO.
Unos 900 euros.

Adiós a los mapamundis axilares

Pero el único problema que tienen las axilas no es el sudor. Me consta que el tema de las manchas os trae locas a más de una. Y no me extraña, porque resulta horrible levantar los brazos y descubrir que quien lo hace tiene las axilas como un mapamundi. Sí, las manchas dan un aspecto terrible, aunque tú no tienes la culpa: el sol, las hormonas, las dietas, el embarazo... Menos mal que hay recetas para acabar con ellas en el mejor de los casos o, por lo menos, para mitigarlas.

ALGUNAS CLAVES PARA EVITAR LAS MANCHAS AXILARES

- Hay desodorantes con un alto contenido en alcohol. A veces esto puede provocar alergias o pigmentación en las axilas, sobre todo si entran en contacto con el sol. Es decir, que si tienes una sudoración excesiva, lo peor que puedes hacer es aplicarte un desodorante muy perfumado para camuflarla, porque, a la larga, te puede salir caro.
- Ten cuidado con la depilación y el sol. Y no sólo en las axilas, sino en cualquier parte de tu cuerpo. No te vayas de vacaciones llena de pelos, te hagas una depilación rápida con cera, cuchilla o crema, y de ahí de cabeza a la hamaca playera: ni se te ocurra, porque te van a salir manchas seguro. La piel irritada es fotosensible.

Si ya es demasiado tarde y tienes que lamentarte por el color de tus axilas, piensa que es posible que puedas darle solución al problema con cuatro recetas caseras que no son nada difíciles de preparar y, lo más importante, son baratísimas:

RECETAS PARA AXILAS MANCHADAS

- Haz esto durante un periodo de veinte días: todas las mañanas limpia tus axilas con ácido bórico y no uses ningún desodorante durante todo el tratamiento. Las manchas se irán reduciendo poco a poco hasta que acaben por desaparecer.
- Licua un pepino. Saca una cucharada de pulpa y mézclala con dos gotas de zumo de limón y un poco de curry o azafrán. Repite esto cada dos o tres días y aplícatelo durante unos quince minutos. Si te quedara una mancha amarilla por el curry, puedes limpiarla con un poco de leche.
- Prepara una mezcla con gotas de glicerina, zumo de limón y gotas de aceite de almendra o de oliva. Aplícala todos los días antes de meterte en la ducha. Si te sobra algo del preparado, puedes guardarlo en la nevera para usarlo al día siguiente.
- Prepara una pasta con limón y bicarbonato. Deja actuar la mezcla en las axilas durante veinte minutos y luego retírala con agua tibia. Repite la aplicación todas las noches hasta que veas que las manchas se aclaran.

11
Me muero por...

Hay ciertos productos cosméticos que no he podido sacar de las estanterías de mi baño o de mi armario desde que entraron. Me han funcionado de maravilla y me encantan, así que pienso seguir usándolos hasta que me canse. Me los han recomendado o los he probado yo por mi cuenta y han resultado ser súper efectivos. No todos son de uso diario, pero sí han ocupado un sitio privilegiado en mi cuarto para tenerlos bien a mano.

¿A vosotras no os pasa? Cuando encontráis algo que os fascina, os da la sensación de que habéis hecho el gran descubrimiento, y entonces os volvéis adictas al producto. Pues yo igual. Es lo que ocurre cuando te pasas media vida investigando y probando nuevas cosas que salen a la calle.

Al final, te quedas con tus preferidos, con tus pequeños secretos de belleza.

Pero bueno, no me enrollo y paso a contaros qué es para mí lo imprescindible, los productos (y hasta prendas de mi armario) con los que me siento más guapa y que me resultan más útiles para el cuidado diario, la salud de mi piel y mi belleza. Son, en realidad, los productos por los que muero y sin los que no podría vivir.

Para empezar, están los productos DC2, que realmente me quitan el sueño. Son como la fuente de luz y vitaminas de mi piel. Los llevo siempre encima. Por mi trabajo, siempre tengo la cara muy maquillada, así que cuando logro quitarme el maquillaje, salgo a la calle sin más producto encima que los DC2. A veces voy en el coche, me noto la piel tensa, me paro en un semáforo y saco mis serums del bolso para calmar la sed de mi rostro. De hecho, no he encontrado nada mejor para desmaquillarme y exfoliarme que la LOCIÓN LÁCTICA FRUTAL: la bomba. Sus serums, especialmente el DMAE, con un 15 por ciento, es casi milagroso.

El ACEITE DE ARGÁN DE LA FIRMA LILU es otro de mis imprescindibles. Este aceite, que no todo el mundo conoce todavía, es un fluido cosmético que está revolucionando el mercado desde que ha comenzado a salir de su lugar de origen, Marruecos. Tiene unas propiedades buenísimas, gracias a la vitamina E, en mucha mayor proporción que el aceite de oliva: hidrata la piel, previene la aparición de arrugas, las estrías del embarazo, es muy útil para la cicatrización de pequeñas heridas y quemaduras, fortalece el cabello y las uñas... En fin, que sirve para todo.

Lo importante de este aceite, y de todos los aceites, es sabérselo aplicar bien, así que aprovecho para daros unos consejitos útiles: hay que extenderlos de una manera muy pausada, sobre todo si son de uso corporal. Da pequeños masajes sin prisa para que penetre muy bien. La ducha es un buen lugar para aplicártelos. Se empieza con masajes ascendentes desde los tobillos y hasta la cintura. Da igual que la piel esté seca o húmeda, aunque lo ideal es terminar dando una ducha ascendente para tonificar.

Para reducir volumen me he vuelto fanática de IODASE DEEP IMPACT, una auténtica bomba. Se trata de una crema con fosfatidilcolina específica para el abdomen y la cadera con efecto caliente que ni te imaginas la efectividad que tiene. Es magia. El único producto en el mercado mundial que con esta molécula penetra hasta la grasa y la disuelve. Hay dos líneas, la femenina y la masculina, puesto que la estructura de la grasa en los hombres es distinta. Es lo suficientemente potente como para penetrar sin ayuda de mesoterapia. Cuesta unos 50 euros.

No puedo dejar de hablaros del POTENCIADOR DE PESTAÑAS REJUVESSE. ¡Qué descubrimiento! Resulta que yo siempre he tenido pocas pestañas y no sabía ya qué hacer con ese asunto. Llegué a ponerme extensiones, que me dejaron unos ojos fantásticos los dos primeros días, pero poco a poco empezaron a caérseme. Cada mañana veía cómo mi almohada aparecía llena de pelitos que se me iban despegando sin remedio. Cuando creía que ya estaba todo perdido, apareció Rejuvesse en mi vida. No sólo está avalado por centros médicos de Estados Unidos, como el Hospital Monte Sinaí o la Clínica Hollywood, sino que mis propios ojos pueden también corroborarlo: desde que empecé a aplicármelo, mis pestañas no han parado de crecer, parece que son postizas, y todo por el módico precio de 100 euros. Me lo aplico tanto en las inferiores como en las superiores como si fuese un delineador. A las dos o tres semanas de empezar a usarlo ya se notan los resultados. Sus ingredientes fortalecen, alargan y permiten que los nutrientes lleguen con facilidad al folículo. Ahora tengo las pestañas como abanicos.

Seguro que has visto *Sexo en Nueva York* y que te divierte tanto como a mí. Y lo más probable es que hayas mirado con envidia lo estupendas que están sus protagonistas y lo bien que llevan los años algunas de ellas. Kim Cattrall, por ejemplo, la atractiva y sexualmente activísima Samantha, que está ya en la cincuentena. Pues bien, pensando en ella, la firma RioBlush sacó al mercado la CREMA CITY GIRL, uno de mis productos «de cabecera». Se trata de una crema reafirmante abrillantadora para piernas que aporta un sutil tinte, una auténtica maravilla para cuando llega la época de salir a la calle sin medias. Ningún otro producto combina propiedades reafirmantes y anticelulíticas con tinte. El producto comenzó a usarse en el set de rodaje de *Sexo en Nueva York* y rápidamente todas las actrices, especialmente Kim Cattrall, se hicieron adictas. Poco a poco, se ha ido convirtiendo en objeto de culto para otras famosas como Jessica Alba o Alicia Keys. Cuesta unos 100 euros, que, os aseguro, son la mejor inversión que he hecho últimamente.

Y como no sólo me cuido las piernas, sino que le doy una importancia extrema a mis pies, tengo siempre cerca un bote de CREMA ANTIDUREZAS ORIGO (talones, planta, dedos, área lateral...), que puede aplicarse también en los codos e incluso en las cutículas de las uñas. Los remedios de siempre, tipo callicidas o cuchillas para cortar los callos no hacen otra cosa que agravar el problema, ya que las durezas vuelven a salir al poco tiempo como mecanismo de defensa de la piel. Con esta crema, la piel se mantiene elástica aplicando una cantidad muy pequeña. Además, su formulación está exenta de grasa para que no corramos el riesgo de escurrirnos quienes la utilizamos. La podéis encontrar en farmacias, como la de Victoria Caro en Madrid, y en parafarmacias de El Corte Inglés por unos 24 euros. Y, recuerda, también está indicada para los codos, que, como ya te he advertido, es una de las partes del cuerpo que más delata nuestra edad.

¿Cómo andas de tripita? ¿Prominente? Bueno, tengo la solución para ti. Se llama SLENDER SHAPER y es un aparato a modo de riñonera que compré en el teletienda. Sí, como te lo cuento. Me costó, creo recordar, unos 70 euros, y no he encontrado nada mejor para los abdominales. Es lo mejor que he conocido nunca en cuanto a gimnasia pasiva y te aseguro que diez minutos diarios son suficientes como para ver los resultados. Modela y tonifica las partes más complicadas del cuerpo, aunque yo lo recomiendo para la zona abdominal.

A veces uno tiene que parchearse. No me refiero a tapar con parches las cosas que no nos gustan de nosotros mismos, sino a utilizar los parches como arma infalible para terminar con determinados problemas de la piel. Yo me «parcheo» con los PARCHES CLARYS, que están formulados para terminar con determinadas manchas oscuras en la piel producidas por el sol, desequilibrios hormonales, edad o mala alimentación.

Su efectividad se debe a que están cargados de valiosas sustancias naturales como la arbutina, un componente de origen vegetal que aclara las manchas limitando la producción de melanina. También de magnesio ascorbil fosfato, un derivado de la vitamina C, que previene la formación de manchas oscuras en la piel, además de aportar una propiedad antioxidante. Asimismo, tiene otros compuestos como Ascophyllum nodosum, Emblica officinalis y Ruscus aculeatus, que proporcionan una acción blanqueante, antioxidante y reparadora.

Lo mejor de este producto es que el efecto es visible desde la primera aplicación. En una semana puedes apreciar los resultados de forma mucho más uniforme. Los parches se pegan a la piel durante unas seis u ocho horas y ni se notan, porque se adhieren perfectamente.

Para cuando me veo el tono de piel un poco mortecino, recurro a los AUTOBRONCEADORES SAINT TROPEZ, una de las mejores marcas que conozco. Toda su línea es fantástica, desde los propios autobronceadores hasta los potenciadores del color. Hay espumas, cremas, exfoliantes, hidratantes y sprays autobronceadores. Se pueden comprar *online* en la farmacia Meritxell.

Si prefieres ponerte al sol, recuerda siempre que tienes que utilizar una protección extrema. Yo lo hago. Hay gente que no se protege las piernas y el cuerpo y sólo le da importancia a la cara, pero yo os recomiendo al menos una NIVEA con protección 15. No ponerte nada de protección significa que acabarás teniendo en el cuerpo unas manchitas blancas que te lo dejarán como un traje de sevillana.

Para la cara, hay una marca que me fascina, que es Cum Laude. Todos sus productos me vuelven loca, pero especialmente la EMULSIÓN FACIAL SUNLAUDE SPF 50 CON COLOR. No he encontrado nada mejor para proteger mi rostro de los daños del sol y, de paso, tener un buen tono de piel gracias a que es una crema con color. Os la recomiendo cien por cien y os aconsejo que no bajéis de ese grado de protección para la cara, teniendo en cuenta cómo está el sol de mal.

Aprovecho para deciros que, después de pegaros la gran pasada de sol, no podéis iros a vuestra casa, daros una ducha, aplicaros una hidratante y ya está. No. Después de tomar el sol, te hayas puesto la protección que te hayas puesto, tienes que recordar que tu piel ha perdido colágeno y elastina, así que debes aplicarte una mascarilla de colágeno. Lo que yo hago es dejar que penetre en su totalidad (uso la de COLOR ROSA DE MATRISKIN) y después el SÉRUM COLLAGÈNE RL3 RELIPIDANT & ANTI ROUGEURS. Entonces es cuando estoy segura de que he recuperado al menos parte de lo que he perdido. Y, por cierto, cuando vayas a la playa no te olvides de llevar la botella de Nestea sin azúcar. Es la mejor alternativa que conozco al agua y está delicioso. Y no sólo a la playa; es recomendable que lo lleves siempre en el bolso. Tiene cero calorías y tampoco contiene carbohidratos. Y es muy refrescante.

Pero como no sólo de cremas vive nuestra piel, en mi armario tengo también la gran arma contra las arrugas del escote que no se guarda en un frasco, sino en un cajón: el SUJETADOR ANTIARRUGAS NIGHT BRA. La ginecóloga y especialista en anatomía patológica Elisa Fernández lo inventó, y no sabéis lo eficaz que es. Está hecho de un tejido técnico de poliamida y elastán y, aunque no es lo más indicado para una noche de pasión (su diseño es como una especie de «Y» que abraza el cuello y que deja ambos pechos al aire), es muy eficaz. Lo más común es empezar a usarlo a partir de los treinta, que es cuando las arrugas empiezan a inundarte el escote si no te cuidas. La clave de su función está en una distribución de fuerzas que actúa como si te estuvieran planchando las arrugas. Hay que acostumbrarse a dormir con él y, desde luego, viene fenomenal para personas que trabajan de pie porque relaja la espalda. Por otro lado, es coadyuvante en mamoplastias de aumento y puedes usarlo durante la lactancia. Cuesta unos 60 euros.

Continúo abriendo las puertas de mi armario para enseñaros algo que me tiene fascinada: los zapatos Chivi. Son un lujazo de sandalias que diseña mi amiga Mónica Gómez-Cuétara. Sí, tienen taconazo, exactamente catorce centímetros, pero ése es uno de los detalles que los hace tan especiales, que te estiliza la pierna tanto como si te hubieras hecho un tratamiento reafirmante en un centro de belleza. Vamos, que te deja unas piernas de escándalo. Puedes diseñarlos tú misma combinando diferentes colores y tipos de piel y, gracias a su cuña, son lo más cómodo que encontrarás en el mercado. Además, vienen con tu nombre grabado en la etiqueta para que se sepa que son tuyos, personales e intransferibles. Desde luego, son, aparte de absolutamente *fashion,* absolutamente cómodos. Valen lo que cuestan, algo más de 400 euros, pero es que querrás tener varios pares en tu armario como me pasa a mí, ya verás.

Para terminar con la lista de productos por los que muero, os voy a confiar un secreto: no hay nada más atractivo y sugerente para los demás que desprender un olor maravilloso. Yo he conseguido que la gente, cada vez que me huele, se quede pensando qué será lo que llevo puesto. Creo que oler a mujer y a hembra a la vez es la fórmula perfecta, y yo lo he conseguido mezclando dos fragancias, una de bebé y la otra de adulto. La primera es la colonia infantil Petit Cheri, de Legrain, que me aplico hasta el cuello, y de ahí para arriba me pulverizo Daisy, de Marc Jacobs. Esta última es fresca y no empalaga.

12
Los diez mejores trucos naturales para *tiesas*

En tiempos de crisis, no hay nada mejor que abrir las orejas a cualquier tipo de consejo que te haga ahorrarte unos euros. Yo los recibo con los brazos abiertos, e imagino que tú también. Claro que, cuando se trata de tu cuerpo, los consejos y los remedios naturales hay que tomárselos con cierta cautela. A veces leo y escucho cosas que me dejan helada y que nunca pondría en práctica. Hay que tener cuidado con la fuente del consejo, es decir, con la persona que nos lo da. Últimamente están proliferando esta especie de tribu de gurús de internet que, sin saber cómo ni cuándo, parece que han adquirido una sabiduría sobre cualquier tema tan completa que se creen que pueden hacerte todo tipo de recomendaciones sobre lo que sea, belleza, salud, nutrición, tendencias. De todo saben sin salir de casa. Nada se les resiste.

Yo andaría con ojo, dependiendo de dónde me lleguen los consejos. Debes tener claro que no todas sabemos de todo, mucho más cuando hablamos en boca propia, y no lo hacemos por la de ningún especialista en nada.

Dicho lo cual, paso a contaros que hay muchos remedios naturales aplicados a nuestro cutis, a nuestro cuerpo o a nuestro cabello que son casi más efectivos que los químicos. No podemos denostar las recetas de la abuela, aunque sin olvidar tampoco que no todo tiene una solución casera.

Por eso quiero daros no sólo remedios, sino algunos trucos que funcionan y pequeñas cosas a tener en cuenta en tu día a día que no te van a costar dinero, o al menos no mucho.

1. CUIDA TUS CODOS: seguro que no los miras con mucha frecuencia porque son los eternos olvidados, pero no deberías quitarles ojo, ya que los codos son como la prueba del carbono14, son capaces de desvelar tu edad. Cuanto más rugosos y ásperos se vuelven, más mayor vas a parecer. Por eso te recomiendo exfoliarlos con periodicidad, por lo menos una vez a la semana, y aplicar sobre ellos la misma crema que te das en las manos, cada vez que te las hidrates. Para un tratamiento de choque, usa una mascarilla nutri-

tiva, pero como tratamiento diario, ten siempre cerca una crema que contenga vaselina, karité o aceites. Para terminar el tratamiento, utiliza un poco de limón para aclarar la piel.

2. MASCARILLA NATURAL RICA EN ALFAHIDROXIÁCIDOS (el ingrediente principal es el puré de calabaza): pon en un recipiente dos cucharadas de puré de calabaza, que tú misma puedes hacer hirviendo la calabaza y escurriendo bien el agua. Añade una cucharada de miel y dos de crema agria y remuévelo todo muy bien hasta que quede una crema densa. Extiende la mezcla por toda la cara, excluyendo labios y ojos. Déjala actuar durante quince minutos y retírala con agua fría. El resultado es inmediato: una piel tersa y muy luminosa.
3. SOLUCIÓN DE URGENCIA CON TALCO PARA EL CABELLO SUCIO: te ha surgido un imprevisto y tienes que lanzarte a la calle. Resulta que tienes el cabello sucio y con grasa por las raíces. Pon una pequeña cantidad de polvos de talco en la palma de tu mano y con la yema de los dedos pasa un poco por las raíces. No parecerá que tienes el cabello tan sucio. Eso sí, cuidado las que tengáis el pelo muy oscuro porque el talco puede manchar si ponéis mucha cantidad.
4. PESTAÑAS EFECTO POSTIZO: si no eres de las que tiene la suerte de tener unos pestañones, no lo tienes todo perdido. Tampoco si quieres potenciar las pesta-

ñas cuando sales a la calle. Añade a tu neceser un rizador de pestañas. Sí, ese artilugio que seguramente habías jubilado ya. Pues no. No te imaginas la utilidad que puede llegar a tener. Rízate las pestañas y, acto seguido, aplica una máscara de Max Factor que se llama False Lash Effect. Su cepillo da un efecto increíble de pestañas postizas que, unido al que te acaba de dejar el rizador, hace que no puedas creerte que esas pestañas sean tuyas.

5. MANOS PERFECTAS: si quieres tener unas manos estupendas (como los codos, la imagen que dan tus manos delata tu edad), aprende a cuidártelas como se merecen. Mezcla muy bien una cucharada de aceite de oliva con el zumo de medio limón y frótate las manos con la mezcla como harías con una crema. Si quieres potenciar el efecto, ponte unos guantes de lana durante unas horas y verás cómo se te quedan las manos. Lo ideal es que hagas esto siempre por la noche puesto que el limón puede dejar manchas en la piel en contacto con el sol.
6. LABIOS CON ALOE VERA: el aloe vera es una planta con mucha agua que puede hidratar la piel de maravilla. Para los labios cortados y agrietados es mucho mejor aplicarse un poco de zumo natural de aloe vera o un bálsamo natural que los cacaos de toda la vida, que, además, crean adicción por los sabores que suelen tener.

7. ESOS FEÍSIMOS PUNTOS NEGROS: nadie se libra de ellos, pero, afortunadamente, quitárselos de encima no es una labor demasiado complicada. Tienes varias formas de hacerlo. Por un lado, puedes disolver una aspirina en un vaso de agua tibia y, acto seguido, frotar esta solución por toda la cara haciendo círculos durante unos minutos. Puedes hacer esto una vez por semana. Por otro, aplícate mascarillas con ingredientes como el caolín, la arcilla o el carbón activado para ayudar a quitar todas las impurezas. Y cuando te descubras un grano en la cara, no lo aprietes. Es mucho mejor, para acelerar la salida de la cabeza con pus, cubrirlo de pomada Terramicina (se vende en farmacias) y taparlo con una tirita durante la noche.
8. DALE DESCANSO A TUS OJOS: las largas jornadas de trabajo leyendo documentos o frente al ordenador nos dejan los ojos cansados y muy congestionados. Para relajarlos un poco, llena un bol con agua caliente e introduce un saquito de manzanilla. Luego otro con agua fría. Introduce una toallita en cada uno de ellos hasta que estén bien mojadas. Primero escurre la de agua caliente y colócala sobre tus ojos durante más o menos treinta segundos. Después, alterna con la de agua fría durante otros treinta. Los cambios de temperatura son ideales para los ojos cansados y la manzanilla tiene, por otra parte, un efecto revitalizante.

9. MASCARILLA DE ACEITE DE OLIVA PARA EL PELO: es uno de los mejores trucos para que tu cabello recupere hidratación y movimiento. Extiende aceite de oliva mechón a mechón de medios a puntas por todo el cabello. Recógelo con una pinza. Acto seguido calienta una toalla húmeda en el microondas durante dos minutos. Cuando esté lista, envuelve tu cabello en la toalla y ésta, a su vez, con una bolsa de plástico para que tarde más en enfriarse. El calor hará que el aceite penetre mejor. Después de veinte minutos (en los que, eso sí, deberías permanecer fuera del alcance de cualquiera que te pueda ver con esas pintas), lávate el cabello con un champú nutritivo. Verás cómo el resultado es espectacular.
10. CERO GAS: ¿tiendes a tener un poquito de barriga y no sabes por qué? Lo primero que tienes que hacer es eliminar de tu dieta todas las bebidas que contengan gas. Las personas propensas a que se les infle un poco la barriga tienen en las bebidas gaseosas a su peor enemigo, por eso cambia tus hábitos y limítate al agua y al té. Como mucho, Nestea.

13
Un recorrido desde el pelo a las uñas, pasando por los dientes

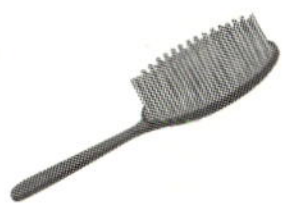

Dicen los expertos en estética que si llevas las uñas y el pelo arreglados, ya es suficiente para dar una buena imagen. Eso sí, las uñas y el pelo como mínimo. Yo la verdad es que le doy muchísima importancia a estas dos cosas. Creo que lo primero es evidente, por algo tengo una peluquería. Quienes me conocen saben que lo segundo, y también los dientes, son dos elementos de mi estética que también cuido muchísimo. De hecho, me veréis sin maquillar muy a menudo, pero es difícil que yo lleve el pelo sin cuidar y las uñas rotas o llenas de esos pellejitos que tanto las afean. Dedico mucho tiempo a ambas cosas, así como a cuidar mis dientes.

Así que daremos un repaso a estos tres asuntos para contaros lo que hay de nuevo y cómo podéis tener siempre a punto esas tres partes de vuestro cuerpo gracias a los consejos de varios expertos.

Bótox hasta en el moño

Llegados a este punto, te debe quedar muy claro que el bótox es muy bueno para quitarte las arrugas (especialmente las de la parte superior del rostro) y para acabar con las secreciones de sudor en varias partes de tu cuerpo, pero si te digo que también se utiliza para rejuvenecer el cabello, no te lo crees. A mí me pasó lo mismo, pero el caso es que la técnica de aplicar bótox en el pelo es lo último en Hollywood y doy fe de sus efectos maravillosos. Si es que ya os digo: bótox hasta en el moño. La toxina tiene más aplicaciones que el aceite de oliva. Bueno, os cuento: nuestro cabello sufre a menudo daño tanto por factores ambientales como por el uso de accesorios y productos como el secador de pelo o los tintes. El bótox nutre y restaura de forma completa el cabello, y al ser una hidratación profunda consigue regenerar la cutícula y le aportar proteínas fibrosas a la corteza. De esta forma, el rejuvenecimiento del cabello da como resultado un brillo excelente y un liso muy natural.

Entre los componentes del producto específico para cabello que se aplica en los salones está el colágeno y emolientes naturales que ayudan a que el organismo produzca nuevo colágeno y las células se regeneren. Según los especialistas, esta novedosa fórmula posee moléculas que se adhieren a las áreas dañadas de la queratina, penetran en el centro de cada cabello y sellan huecos y fracturas.

Los peluqueros aconsejan el uso del bótox especialmente en cabellos largos, secos o con las puntas abiertas. Se recomienda que la aplicación del producto la realice un experto, evitándose así daños al cuero cabelludo por un mal uso de la sustancia.

El efecto del bótox para el pelo tiene una duración de cuatro meses aproximadamente y puede repetirse todas las veces que sea necesario y el pelo se te queda con la suavidad de la angora. Absolutamente increíble.

El cabello come

Como nosotros, el cabello se alimenta, y es gracias a esa comida por lo que luce bien nutrido y con un buen aspecto. Pero al cabello hay que alimentarlo de una forma sana, no con lo primero que encuentras en la estantería del supermercado. Hay que darle muchos cuidados y, lo más importante, cuidados personalizados.

«Hay que nutrirlo e hidratarlo con frecuencia a base de esencias, de aceites, de infusiones de manzanilla, de ortiga… La manteca de karité también va fenomenal, aplicada en cabellos muy castigados de medios a puntas», dice Pilar Encinas, mi experta capilar de L'Alquimia by Matriskin.

Para hidratar el cabello, Pilar recomienda el aceite de almendras, el aceite de coco, el azúcar, la infusión de regaliz, el jengibre... Los ingredientes se aplican en el cabello húmedo previamente calentados y luego se distribuyen trabajando mucho mechón a mechón con la mano. Para eso, nadie como Pilar. Ella es capaz de hacer las mezclas naturales más increíbles para sanarte el pelo. Combina también unos productos estupendos a base de aceite de argán para nutrir el cabello. La ventaja de este aceite con respecto al de oliva es que el de argán no deja residuos y sella la cutícula del cabello. Luego se lava con el champú Bio Ionic, que es de los mejores que conozco.

Los tratamientos de queratina

«Me niego a hacer los tratamientos de queratina. Es un tratamiento alisador que se pierde con los lavados y que tiene algunos componentes que son tóxicos para muchas personas. Cuando lo aplicas, se desprende una especie de vaho que rompe la estructura del cabello. En tres o cuatro meses, éste se ha quedado sin forma. Es cierto que quita el encrespamiento, pero es que contiene formol, que es un tóxico. Como mínimo, no debería aplicarse jamás a cabellos teñidos. Conozco a mucha gente que se ha arrepentido después de habérselo aplicado». Coincido plenamente con la teoría de Pilar Encinas. No soy nada partidaria de este tratamiento, que pienso que puede llegar a tener unos efectos secundarios muy dañinos para la salud. No lo aplicaría jamás en mi salón y tampoco me lo daría nunca en el pelo. No lo recomiendo en absoluto. Además, si está desaconsejado durante el embarazo y la lactancia, por algo será.

Lo que sí os recomiendo son algunos productos que han hecho maravillas en mi pelo. Uno de ellos es el esperma de ballena, con el que se hacen mascarillas. Se te queda una melena que ni te cuento. Ahora bien, el producto no se puede comercializar en España. Si tienes la suerte de pasar por República Dominicana o de encargárselo a alguien, por el módico precio de 2 euros podrás conseguir un bote que te dejará un pelo que no te lo vas a creer. Lo mismo ocurre con los tratamientos capilares de gusano de seda, que son fantásticos, pero difíciles de encontrar en España.

Más fácil es comprar algunos productos de RedKen, que es una marca que siempre me ha gustado. Hay dos líneas bastante interesantes. Una es Pureology, para proteger el color con un champú sin sulfatos, a base de leche de soja, que viene acompañado de una crema que combate el encrespamiento y la sequedad. La línea se compone también de Shine Max Hydrate, una especie de serum que aporta brillo al cabello.

Otra de las líneas que me encanta es Time Reset, específico para cabello maduro. Se trata de algo parecido a una crema antiedad, pero para combatir la porosidad del cabello. El Porosity Filler, por ejemplo, un tratamiento intensivo reparador de dos semanas, es fantástico, lo mismo que la mascarilla Time Reset, que repara y flexibiliza. Está indicado para mujeres a partir de los cuarenta y cinco años y tiene té verde, péptidos, aceites y ceramidas que evitan el envejecimiento prematuro.

Otro de los productos capilares que me tiene fascinada es el Oro Fluido, una mezcla de aceite de argán (rico en vitamina E y en aceites grasos esenciales, fortalece el cabello y lo deja suave y ligero), de aceite de lino (sella y suaviza la cutícula, da uniformidad y mucho brillo) y de aceite de cyperus, una planta egipcia (aporta protección contra los radicales libres, da volumen y el pelo queda flexible). Se trata de un tratamiento que proporciona un efecto sedoso, brillo y ligereza en el cabello. No tiene textura de aceite, es más bien parecido a la miel y no deja el cabello graso. Cuesta unos 20 euros.

Las uñas de gel de Alexa

Las únicas uñas que me gustan son las que me hace Alexa de forma sencilla y duradera. Lo he probado todo, pero siempre acababa con uñas que se me caían, que me estropeaban las mías, que a los pocos días de ponérmelas parecía que ya las llevaba desde hacía un año... Hasta que encontré a Alexa, una auténtica experta en poner uñas que duran.

No soy nada partidaria del esmaltado permanente, que dicen que va a desbancar al gel. No es así. Hay que tener mucho cuidado con este tipo de técnica porque dura solamente dos semanas y, además, se estropea si por casualidad le cae algún químico. «A mucha gente le viene mejor este sistema porque es mucho más fácil, se aplica en menos tiempo, es más cómodo y más económico (cuesta unos 30 euros), pero no es más eficaz», explica Alexa.

Las uñas de gel cuestan unos 80 euros partiendo de una base precaria, es decir, cuando hay que hacerla completamente porque la uña natural está muy estropeada. El proceso de elaboración es de unas dos horas. Hay que hacer un pequeño retoque a los quince días, pero se trata sólo de eso, de un retoque, no de volver a construirla. Definitivamente, yo opto por este sistema a pesar de que es más caro que el otro.

UÑAS DE GEL, PASO A PASO

- Hacer una buena manicura antes de aplicar el gel para limpiar bien las uñas. Tienen que estar libres de grasa y pieles.
- Construir las uñas de acuerdo a la forma de las manos y los dedos de cada persona.

→

- Aplicar la capa de gel, construir y pulir muy bien para dar brillo y que duren mucho tiempo.
- Utilizar buenos productos (como Creative y lacas de uñas Opi).

La mejor sonrisa horizontal

La estética dental es capaz de solucionar hoy en día los problemas estéticos de una sonrisa. Y es que no sólo hay soluciones de este tipo para el cuerpo y el rostro. La estética aplicada a los dientes consigue unos resultados fascinantes. Porque yo soy de las que piensan que uno debe visitar al dentista no sólo por cuestión de salud, sino también por cuestión de belleza.

Láminas de porcelana

La gran revolución en este campo son las láminas de porcelana que colocan las doctoras Débora y Beatriz Vilaboa, de la Clínica Vilaboa de Madrid. Para ellas lo fundamental es recrear un esmalte natural bello, translúcido, con un volumen, un color, una longitud y una anatomía o textura ideal que diseñan después de un estudio estético exhaustivo y que está en relación no sólo con la forma de la cara, sino también con la forma del labio durante la sonrisa, al hablar y en reposo, todo ello teniendo muy en cuenta el aspecto general de la cara y personalidad del paciente.

«Las láminas de porcelana han supuesto una auténtica revolución en el campo de la odontología restauradora. Con un enfoque totalmente conservador, prácticamente sin tocar los dientes, conseguimos devolver a la pieza su fortaleza original a la vez que embellecemos su aspecto. La gran ventaja de mantener al máximo el esmalte es que se mantiene la estructura del diente, se evita la aparición de sensibilidad, no se pone en peligro la supervivencia de los dientes y se minimiza el riesgo de descementación», explican las doctoras.

Las láminas son finas y se asemejan mucho al esmalte dental. Se utilizan para embellecer el aspecto natural de dientes con alteraciones de color o defectos de forma, rotación, tamaño o malformación.

«Ahora, con toda la información que recogemos en el estudio estético, diseñamos un modelo maestro, réplica exacta de los dientes del paciente, y fuera de la boca confeccionamos esta prueba estética con anatomía, brillo, color y acabados óptimos, y sólo tenemos que ponerlo sobre los dientes del paciente sin ninguna molestia ni intervención ni necesidad de tratamiento ninguno en la boca, en sólo unos minutos. Esta réplica estética permite con enorme facilidad, después del estudio estético y planificación llevada a cabo por nosotros, que el paciente tenga una perfecta idea de lo que queremos mostrarle. Además, el paciente puede llevarse esta réplica a su casa y verlo en su propio ambiente y contar con la opinión de algún amigo o familiar que le aconseje al respecto, por supuesto tratándolo con gran mimo y cuidado pues es una réplica no exenta de fragilidad».

Una de las últimas aplicaciones de la técnica de láminas de porcelana es la protección y recuperación de la estructura de los dientes desgastados por el bruxismo o rechinamiento o por la erosión producida por ácidos de bebidas y comidas, por reflujo gastroesofágico y otros tipos de patologías médicas. Su mínimo espesor permite colocar las láminas tanto en la cara externa como interna de los dientes, donde a veces se localiza este desgaste, de forma que, aparte de embellecer su aspecto, sirven para recuperar su estructura y su fortaleza.

Las doctoras Vilaboa nos *regalan* también alguno de los consejos que dan a sus pacientes de estética dental: revisiones y limpiezas una o dos veces al año y el uso de un dentífrico de mantenimiento como Yotuel all In one, que además de ser excelente para aclarar o mantener el color, nos aporta una batería de ingredientes protectores y remineralizantes de gran importancia que reforzarán los pequeños defectos de esmalte que sufren a diario los dientes.

Yo añado a estos cuidados algo que a mí particularmente me funciona de maravilla y sin lo que no puedo hablar, dormir, sonreír ni vivir: mis cepillitos interdentales. Sí, son esos cepillitos alargados que te metes entre los dientes y que te los dejan libres de polvo y paja, es decir, tan limpios que no te importará reírte a carcajadas tanto como lo hago yo. Creo que es una de las mejores fórmulas de limpieza bucal que existen como complemento al cepillo y yo jamás salgo de casa sin uno de ellos en el bolso.

Brackets invisibles

Cada vez hay más personas que recurren a los *brackets* como la manera más eficaz de tener una buena sonrisa. Sin embargo, este sistema cuenta con la gran queja de la mayoría de sus usuarios: el resultado estético de tener unos alambres enredados en tus dientes. La doctora Myriam Sada, que junto con su hijo Javier Girón de Velasco forman un grupo familiar que trabaja en desarrollo e innovación, tanto técnicamente como de atención al paciente, es capaz de dar solución a esto con una técnica muy novedosa que consigue que los *brackets* se vuelvan invisibles.

En realidad, utiliza dos técnicas, aunque yo soy mucho más partidaria de la segunda.

SOLUCIÓN INVISALIGN DE LA DOCTORA SADA

- No es una técnica nueva, pero sí la que está más de moda.
- Se trata de cubrir los dientes con unas férulas transparentes removibles que se cambian cada veinte días.
- Está indicado para casos sencillos de malposiciones dentarias y su ventaja es que se puede retirar en momentos puntuales.
- La desventaja es que el efecto real para conseguir el movimiento de colocación de las piezas dentarias se consigue con una fuerza ligera y constante, así que cuando el problema es severo este sistema no es muy útil.
- Precio: entre 6.000 y 8.000 euros las dos arcadas durante dos años (unos *brackets* normales cuestan entre 4.000 y 5.000).

SOLUCIÓN *BRACKETS* LINGUALES POR DETRÁS, DE LA DOCTORA SADA

- Los *brackets* se colocan por detrás de los dientes, haciéndose así invisibles. Puedes sonreír sin que se note que los llevas.
- La técnica se conoce desde los años ochenta, pero hasta ahora no se ha desarrollado para que cada diente de cada paciente lleve un *bracket* determinado.

- El material es el oro, ya que es un metal muy maleable y se adapta muy bien a la superficie lingual.
- Sólo un experto puede ponerlo. Recomiendo que sea siempre un ortodoncista, no un dentista.

Cómo conseguir que tu dentadura no te ponga años encima

La doctora Sada también alerta sobre la moda de rellenarse los labios cuando, en realidad, muchas veces la imagen que nuestra boca da se debe sólo y exclusivamente a la posición de nuestros dientes. «El relleno de nuestros labios son nuestros dientes. Si están bien inclinados con respecto a los huesos y los labios son finos sí recomiendo el relleno, pero si los labios se apoyan sobre unos dientes muy mal puestos, hay que darles una posición correcta para que el labio mejore de forma natural y armónica».

Hay tres detalles de nuestra boca que nos hacen envejecer, como vemos a continuación. ¿Cuáles son las soluciones?

- *Labios finos y rectos hacia atrás*: cuando la nariz y la barbilla sobresalen, la solución no es rellenar los labios, sino arreglar la dentadura con una técnica fija, no con Invisalign.

- *Espacios negros en los laterales de nuestra boca al sonreír*: hay que efectuar un tratamiento de ortodoncia y una pequeña intervención de cirugía con una técnica fija.
- *Surcos nasogenianos en paladares estrechos*: tiene una solución parecida al anterior, aunque algo más compleja y elaborada. Básicamente, se arregla con un tratamiento de ortodoncia y una pequeña intervención quirúrgica para dar más anchura al paladar.

En cualquier caso, lo importante es cuidarse la dentadura, tengas como tengas las piezas dentales. Y empezar por un buen cepillado con los cepillos americanos Radius —con más de cinco mil filamentos—, que venden en la farmacia Meritxell, puede ser la mejor idea. Son sensacionales.

Por cierto, aléjate de la moda de limarse los dientes o usar unos *brackets* separadores para buscar el *efecto diastema*. La diastema (tener las paletas separadas) es algo muy evidente en Madonna o en Vanessa Paradis, que la tienen de nacimiento, y a quienes les da un aire atractivo, pero eso de fabricarse una diastema me parece aberrante. ¿Te cortarías un dedo si se pusiera de moda llevar cuatro en una mano? A veces pienso que nos estamos volviendo locos.

14
Las soluciones de los mejores cirujanos plásticos

Soy de las que opina que muchas veces no hay más que oír hablar a un médico para hacerte idea de su honestidad y de lo que él piensa que su profesión puede aportar al mundo de la estética. Por eso he elegido a algunos de los mejores de la cirugía para que sean ellos mismos, desde su propio testimonio, los que os ayuden a descubrir lo que la cirugía estética es capaz de hacer por vosotras. De la mano de los primeros espadas en este campo sabremos qué es lo más recomendable, lo que realmente es una solución para sus pacientes y lo que podrá serlo para ti también.

A todos ellos les he hecho la misma pregunta: cuáles son las grandes soluciones de la cirugía estética y la solución que para ellos ha sido más eficaz de cara a sus pacientes a lo largo de su carrera profesional. Esto es lo que han contestado:

Doctor Ángel Juárez,
jefe de servicio de Cirugía Plástica y Estética del Hospital La Zarzuela de Madrid

Cualquier técnica que ayude a superar un gran complejo físico puede considerarse como una solución. Una nariz excesivamente grande, unas orejas muy separadas o unas mamas demasiado pequeñas, entre otros ejemplos, pueden interferir en la vida normal de una persona que se sienta avergonzada por ello.

Pero es en la cirugía mamaria donde quizás la ayuda que podemos ofrecer como cirujanos pueda considerarse como una solución. La mama de la mujer es un signo inequívoco de feminidad y de la diferencia sexual. La importancia que se le da actualmente no es una moda: a lo largo de la historia ha sido centro de atención de artistas, con connotaciones religiosas, mágicas, sexuales y de maternidad.

La cirugía mamaria es hoy una de las más demandadas y con unos resultados más gratificantes. Dependiendo de cada caso, las mamoplastias están indicadas para reducir el tamaño, para modificar la forma o para aumentar el volumen de unas mamas con las que la mujer no se siente cómoda.

Se trata, en general, del perfil de paciente más contento con el resultado de la cirugía. No hay que olvidar que, ya en el ámbito de la cirugía reparadora, el devolverle a una mujer una mama amputada por un cáncer supone la creación de uno de los vínculos más estrechos entre una paciente y un cirujano.

La cirugía mamaria es una cirugía estética compleja que requiere alto grado de conocimiento y de dominio por parte del profesional que la realiza.

Otras técnicas de la cirugía estética pueden ayudar a sentirse mejor a quien se le apliquen: cirugía de rejuvenecimiento, de remodelado corporal... Pero creo que es en la cirugía mamaria donde es más apropiado el término *solución* a un problema.

DOCTOR ANTONIO DE LA FUENTE,

JEFE DE LA UNIDAD DE CIRUGÍA PLÁSTICA, REPARADORA Y ESTÉTICA DEL HOSPITAL RUBER INTERNACIONAL DE MADRID

De los aspectos que me han causado mayor satisfacción en mi carrera como cirujano plástico no sabría con qué quedarme, ya que he empleado mucho esfuerzo y dedicación al aprendizaje de las técnicas que vengo realizando y que me han dado innumerables satisfacciones a lo largo de mi vida profesional. Por tanto, es difícil renunciar a alguna de ellas.

Recuerdo con especial cariño aquellas operaciones reconstructivas de mi etapa de residente, como las realizadas a niños con malformaciones congénitas (muy comunes las de labio leporino) o las secuelas de grandes quemaduras faciales (era la época de los braseros o lumbres bajas y caían desgraciadamente en ellas), pasando por el tratamiento de parálisis faciales o reconstrucciones complejas en las etapas iniciales de la microcirugía.

Dentro del campo de la estética, cirugía a veces no suficientemente comprendida y lamentablemente para algunos —obviamente por desconocimiento— con un cierto componente de frivolidad, he tenido la oportunidad de satisfacer y contribuir a hacer la vida más feliz a gran número de pacientes, tanto con la realización de cirugías de contorno corporal como las de mama, por ser las más comunes, o las cirugías faciales, entre las que destacaría las de rejuvenecimiento o rinoplastias.

En cualquier caso, quiero plantearlo como que he tratado de ayudar, con gran índice de satisfacción, a un gran número de pacientes a hacer su vida más feliz dentro de las posibilidades y conocimientos que me brinda y ha brindado la cirugía plástica a lo largo de mi vida profesional.

El grado de satisfacción depende, en gran medida (al margen de que exista una buena indicación para la cirugía y que ésta esté realizada correctamente y no se presenten complicaciones), de que el paciente esté perfectamente informado y entienda los límites de la cirugía.

DOCTOR MIGUEL LUANCO,
JEFE DE SERVICIO DE CIRUGÍA PLÁSTICA
DE LA CLÍNICA USP SAGRADO CORAZÓN DE SEVILLA

No se puede hablar de una sola aportación de la cirugía plástica al campo de la estética. Son tan numerosas en el campo facial y corporal que se hace difícil escoger una. Trataré de hacerlo buscando el beneficio que la intervención produce, en cuanto a mejorar un problema estético y muchas veces un importante complejo. En este sentido, las intervenciones de estética facial (porque el problema no se puede ocultar), y especialmente las de nariz (rinoplastia), son, en mi experiencia, las más agradecidas. Esas narices grandes con grandes jorobas dorsales o caballetes son causa frecuente de complejos y no sólo en la juventud, sino también en personas maduras.

Muchos cirujanos hemos tenido pacientes, la mayoría jóvenes, sometidos a una rinoplastia, cuyos padres comentan: «Doctor, le ha cambiado hasta el carácter... Ahora habla más, sale más, se relaciona más...».

Hoy día, los conceptos y la técnica quirúrgica en la rinoplastia han cambiado por completo. La cirugía es menos traumática y más sutil, más respetuosa con las estructuras anatómicas y la recuperación mucho más rápida. La rinoplastia abierta ayuda a tener resultados más predecibles y a disminuir el número de intervenciones secundarias. Hace años se decía que era posible reconocer, viendo una nariz, qué cirujano la había operado... Hoy se buscan y se consiguen resultados naturales, aspectos de «nariz no operada».

DOCTOR SALVADOR RODRÍGUEZ-CAMPS DEVÍS,
JEFE DE LA UNIDAD DE CIRUGÍA PLÁSTICA
Y ESTÉTICA DEL HOSPITAL UNIVERSITARIO
CASA DE SALUD DE VALENCIA

Múltiples son las soluciones que aporta la cirugía plástica al campo de la estética. Aporta modificaciones en las formas, en los volúmenes, en las líneas e incluso en los colores, proporcionando belleza y estabilidad funcional. Porque la belleza es proporción, forma, volumen, línea y color. Todo ello puede crearse o modificarse mediante la cirugía plástica y estética.

Personalmente, soy un apasionado de la cirugía plástica y estética en general, pero, por un proceso de evolución natural, el mayor número de mis operaciones tienen lugar en cabeza y mamas (posiblemente por la transmisión boca-boca de aquello que más y mejor sé hacer). Y dentro de la cirugía facial destacaría la nariz, donde he conseguido crear una nueva técnica aplicable a punta nasal de difícil solución con otras técnicas.

Esta técnica la he bautizado como «Rinoplastia. La punta nasal difícil. Resección total de los cartílagos alares y fascia temporal», y su repercusión y reconocimiento mundial están siendo realmente extraordinarios. La he publicado en varias revistas nacionales e internacionales, la he presentado igualmente en congresos nacionales e internacionales y está a punto de salir editada en dos libros de texto para cirujanos plásticos.

Mi técnica se deshace de prejuicios y tabúes históricamente establecidos en la cirugía plástica, y con una casuística de más de quinientos cincuenta pacientes felizmente operados, consiste en la eliminación total de los cartílagos de la punta nasal siendo éstos sustituidos por un manto de fascia temporal proporcionando belleza, a la vista y al tacto, a una nariz que presentaba un aspecto antiestético por culpa de un vértice nasal excesivamente puntiagudo, achatado, globuloso, ensanchado, malformado, destruido o asimétrico.

DOCTOR ANTONIO PORCUNA,
PRESIDENTE DE LA SOCIEDAD ESPAÑOLA DE CIRUGÍA PLÁSTICA,
REPARADORA Y ESTÉTICA (SECPRE)

Las técnicas de cirugía estética han evolucionado de forma muy importante a lo largo de mi carrera profesional.

He aprendido a refinarlas, precisarlas y aplicarlas de manera que los pacientes se vean beneficiados con una cirugía cada vez menos agresiva y más eficaz. Tal vez en las cirugías de aumento mamario y rejuvenecimiento facial, así como en la liposucción, es donde mejor podemos apreciar esta evolución.

Es absolutamente necesario dominar las técnicas de la cirugía reparadora para poder dominar las de la cirugía estética. No en vano, detrás de muchas de las cosas que los pacientes de cirugía estética nos piden corregir subyace una variación anatómica y no una verdadera malformación. Por eso, un buen cirujano plástico también debe ser un extraordinario anatomista, y esto es una realidad que he constatado con el tiempo y que me ha proporcionado muchas satisfacciones: el saber interpretar y entender el porqué las estructuras son como son y la función que tienen. El aprendizaje continuado, la necesidad de seguir mejorando y compartir conocimientos con otros especialistas son otras de las cuestiones clave a lo largo de mi trayectoria profesional.

Después de muchos años de experiencia, lo que más me satisface es poder entender lo que mis pacientes me piden y qué esperan mejorar. Y así poder transmitirles, de forma honesta, lo que mis conocimientos y mi técnica pueden hacer para ayudarles. En esta relación tan especial se basa la confianza, fundamental para llegar a buen puerto en un viaje en el que los pacientes ponen todas sus ilusiones y en el que su equipaje está cargado de expectativas que sólo la experiencia nos permite interpretar.

Doctor Vicente Paloma Mora,

vicepresidente de la Sociedad Española de Cirugía Plástica, Reparadora y Estética (SECPRE), especialista en cirugía plástica y reparadora del Hospital Clínico de Barcelona, el Hospital San Juan de Dios de Barcelona y el Centro Médico Teknon de Barcelona

Personalmente, no creo que haya un tratamiento que esté por encima de otros dentro del campo de la cirugía estética. Para unos, quitarse un complejo aparecido durante la adolescencia es lo más, pero para otros el frenar o retrasar el paso del tiempo es media vida. Pero si tengo que mojarme por un tratamiento, me inclino por aquellos que están destinados a mejorar deformidades congénitas, como es el aumento de mamas en las mujeres a las que no se les han desarrollado o una rinoplastia en aquellos pacientes que sufren un complejo importante por tener una nariz fea.

Tengo muchos y muy buenos recuerdos de tratamientos realizados que han aportando un alto grado de satisfacción a mis pacientes. Si hago memoria, puedo recordar tres casos. El primero, una mujer que sufrió un accidente y entró en depresión. Después de realizarse un lifting de cara y cuello, fue como volver a nacer, y ahora es la mujer más feliz del mundo. Otro caso fue el de una chica que tenía un pecho normal y el otro sin desarrollar. Al colocarle una prótesis y ver que podía ponerse un biquini se le iluminó la cara de una forma que aún recuerdo. Y, por último, una mujer que dieciocho años después de una mastectomía se decidió a reconstruirse. Volver a verse como una mujer llenó su vida de felicidad y la de todos los que la rodeamos.

DOCTOR ENRIQUE MONEREO ALONSO,
ESPECIALISTA EN CIRUGÍA PLÁSTICA, REPARADORA
Y ESTÉTICA, MIEMBRO DE LA SOCIEDAD ESPAÑOLA DE CIRUGÍA PLÁSTICA, REPARADORA Y ESTÉTICA (SECPRE), DE LA ASOCIACIÓN ESPAÑOLA DE CIRUGÍA ESTÉTICA PLÁSTICA (AECEP) Y DE THE INTERNATIONAL SOCIETY OF AESTHETIC PLASTYC SURGERY (ISAPS)

La cirugía plástica (reparadora y estética) es un gran recurso de la medicina para la obtención de algo que la sociedad demanda a los médicos: salud y bienestar.

La salud, como sabemos, es tanto física como psíquica y ambos aspectos están fuertemente interrelacionados entre sí. La cirugía actúa en estos dos campos. La sociedad, y especialmente la mayoría de los individuos que la formamos, queremos tener una imagen que esté en armonía con nuestro interior, es decir, necesitamos tener un equilibrio entre dentro y fuera. Ese equilibrio es armonía, muchas veces no tenemos más ocasión de juzgar a alguien que por su apariencia externa o física.

La cirugía plástica/estética ayuda mucho para conseguir este objetivo. Además, de forma muy efectiva, rápida y duradera. Normalmente, tras un posoperatorio relativamente corto, se consiguen resultados duraderos e incluso definitivos, por lo que es importantísimo saber qué se busca en la cirugía, con quién se hace, etc.

No tengo ninguna duda de las ayudas que en el ejercicio de mi querida profesión he podido dar a mis pacientes, habiendo recibido a cambio muestras de agradecimiento sincero en múltiples ocasiones.

Siguiendo una línea cronológica, en pacientes muy jóvenes, en edad escolar, al corregir unas simples «orejas de soplillo», he visto cómo mejoraba su rendimiento, pues dejaban de ser objeto de las burlas de sus compañeros de colegio. En esa misma línea, tengo que hablar de la cirugía de la nariz, que tanto agobia y acompleja a la gente, especialmente jóvenes que se sienten inseguros. Otro campo en edades jóvenes, aunque algo menos, es el de las alteraciones en el desarrollo de las mamas: o muy grandes (gigantomastias) o muy pequeñas (hipotrofia o ausencia), asimetrías, ginecomastias (mamas en varones)... Son casos en los que generalmente una intervención va a obtener un cambio muy duradero o definitivo.

Mención especial hago de los «destrozos» que en el cuerpo femenino provoca la maternidad, especialmente si es repetida. He visto cómo las pacientes se han vuelto a encontrar atractivas después de haber dejado de serlo por las consecuencias de sucesivos embarazos, en ocasiones incluso por el primero.

La cirugía del envejecimiento también me ha dado muchas alegrías: personas que estaban muy jóvenes por dentro, con motor e ilusión, pero quienes no obtenían en el espejo una imagen que se correspondiese con su actitud ante la vida.

Quiero comentar la sutil separación que entre cirugía reparadora y estética existe. Por ejemplo, después de grandes pérdidas de peso y de volumen, cada vez más frecuentes en nuestra sociedad —pérdidas de treinta o cuarenta kilos e incluso más en poco tiempo—, nosotros, los cirujanos, tenemos que intervenir para «reorganizar» esos cuerpos con un concepto estético y garantizando la permanencia de los resultados de tanto esfuerzo. Estos pacientes son siempre especialmente agradecidos y felices.

DOCTOR DANIEL ARENAS ESCRIBANO,
JEFE DE SECCIÓN DE CIRUGÍA PLÁSTICA DEL HOSPITAL CENTRAL
DE LA CRUZ ROJA SAN JOSÉ Y SANTA ADELA DE MADRID

Durante décadas, las técnicas de cirugía y dermatología estética se han centrado en mejorar el aspecto externo de la piel, ideando técnicas y tratamientos que borrasen arrugas, quitasen manchas y dieran ese aspecto liso y uniforme propio de las pieles jóvenes.

En muchos casos, esos objetivos eran alcanzados, pero eso no resolvía plenamente el aspecto envejecido del paciente, que, a pesar de dichos tratamientos, seguía mostrando en su rostro el paso del tiempo.

Hoy en día, sabemos que una piel tersa y uniforme no es el único objetivo cuando hablamos de rejuvenecimiento facial. Las recientes descripciones anatómicas de cómo está estructurada la grasa que sostiene la piel de la cara en compartimentos y de cómo evolucionan éstos de manera diferente durante la vida de una persona han hecho cambiar el enfoque de muchas técnicas de rejuvenecimiento.

Actualmente hablamos de recuperación de volúmenes faciales o volumetrización como uno de los objetivos a conseguir en todos aquellos pacientes que muestran signos de atrofia o pérdida del soporte cutáneo facial. Este proceso de pérdida de los compartimentos grasos faciales se inicia ya en la tercera década de la vida y progresa de forma variable a lo largo de la existencia de cada persona.

Las técnicas de volumetrización facial pretenden luchar contra los vectores negativos que producen el envejecimiento y que son fuerzas que actúan en sentido descendente, medial y hacia dentro, haciendo que la cara pierda la proyección de los tejidos en las tres dimensiones y provocando una flacidez del plano cutáneo, al perder la piel el soporte que necesita para mantener su posición.

Para restaurar el volumen facial perdido se pueden emplear sustancias extraídas del propio paciente como la grasa, que, después de un proceso de centrifugación y procesado, es reinyectada en las zonas donde se requiere recuperar soporte y proyección. También se pueden usar sustancias inyectables, preparadas de modo sintético, como el ácido hialurónico o la hidroxiapatita cálcica, que no requieren pruebas de alergia al ser productos biocompatibles con un alto perfil de seguridad y que tienen la ventaja de poder usarse directamente en consulta, sin necesidad de requerir un quirófano, como en el caso de los injertos grasos o lipofilling.

Con la realización de estas técnicas poco invasivas se amplía la oferta de tratamientos que podemos ofrecer a nuestros pacientes, que muchas veces no están dispuestos a someterse a las clásicas intervenciones quirúrgicas por el periodo de recuperación posoperatorio que conllevan o por el miedo a un cambio excesivamente llamativo en pacientes que sólo pretenden mostrar un aspecto natural.

DOCTOR WALTER CHONG,
CIRUJANO GENERAL Y DIRECTOR DE LA CLÍNICA CHONG DE VALENCIA,
ESPECIALIZADA EN CIRUGÍA ESTÉTICA Y CURA DE VARICES

En mi opinión, una de las aportaciones más eficaces de mi trabajo al mundo de la estética es la que se aplica a las llamadas «mamas tuberosas». Con este término se conoce una malformación de las mamas que, por una falta de desarrollo de las mismas, se caracteriza por déficit del tejido, estrechez de la base, areolas grandes, herniación de la glándula mamaria dentro de la areola y surco submamario alto. Estas características pueden ser de diferente grado y las soluciones se ajustarán a ello: colgajos (hay que llevar a cabo casi una verdadera reconstrucción mamaria), colocación de expansores o técnica «paraguas» (la nuestra), que consiste en la reducción del complejo areola-pezón, si es necesario, con la apertura en paraguas de la glándula mamaria y la colocación de una prótesis.

Otra de las grandes soluciones que nosotros podemos ofrecer en el campo de la estética es el tratamiento de la «alogenosis iatrogénica»: una nueva enfermedad producida por sustancias alógenas, es decir, ajenas al organismo, que provocan quienes inyectan estas sustancias para rellenar las arrugas y los surcos y aumentar algunas estructuras del cuerpo (cara, mamas, glúteos...). La más común es la silicona líquida, antiguamente permitida y ahora prohibida; en la actualidad se pueden quitar los granulomas quirúrgicamente, disminuir la fibrosis con corticoide o reducir el tamaño con microliposucción (mi técnica personal). Otra sustancia es la polialquilimida (bioalcamid), que también produce desplazamientos y se acumula en sitios no deseados. La solución es fácil si realmente es ésa la sustancia que en su día inyectaron al paciente y no otra. Hay verdaderas deformidades fruto de ciertos productos inyectables para rellenos o aumentos a veces realizados por personas no cualificadas.

15
¿Qué vuelve locos a los periodistas expertos en belleza?

He preguntado a los mejores periodistas de este país con qué se quedarían de todos los productos, tratamientos, intervenciones y soluciones estéticas en general que conocen, y esto es lo que me han contestado. He de confesar que no comparto los gustos de muchos de ellos, aunque me encanta su trabajo.

SIBILA FREIJO FERNÁNDEZ,
REDACTORA JEFE DE *ELLE.ES*

Algo que yo he probado y que recomiendo a todo el mundo para tener un pelo perfecto es el tratamiento de queratina. Se oye hablar mucho de él y de verdad ¡funciona! Todos los salones de peluquería coinciden en que es lo más demandado de los últimos años. Se puede hacer tanto en pelos lisos como rizados y de cualquier longitud.

¿Cómo funciona? En teoría, es un tratamiento antiencrespamiento no alisante, así que lo primero que hace es quitar el incómodo encrespado del pelo. En mi caso, tengo el pelo liso y fino y lo que he conseguido es un pelo aún más liso, más suave, más brillante y, sobre todo (y eso es lo que más me gusta), más denso y con más cuerpo. Otra ventaja es que tras hacerte el tratamiento, el acto de peinarte casi desaparece. Yo me lo peino, lo dejo secar al aire y está como si me hubiera pasado las planchas, ¡es increíble! Para quienes tengáis el pelo rizado, lo que consigue el tratamiento es relajar y definir el rizo y también eliminar el encrespamiento.

Hay muchos tratamientos de queratina en los salones. Lo que tenéis que tener en cuenta es que no contengan formol (ya que es cancerígeno). El efecto dura unos cuatro meses, pero se puede hacer cuantas veces quieras, ya que no daña el cabello. Cuesta a partir de los 200 euros y mi recomendación es que lo hagáis en un buen salón.

SILVIA CAPAFONS,
PERIODISTA DE BELLEZA DE LAS REVISTAS *MÍA BELLEZA* Y *¡QUÉ ME DICES!* Y RELACIONES PÚBLICAS DE LA ACADEMIA ESPAÑOLA DE DERMATOLOGÍA

Voy a tirar piedras contra mi propio tejado. En esto de la belleza, para mí, menos es más. Acostumbrada a probar multitud de cremas, sueros y potingues, mi piel me ha dado algún que otro aviso en forma de rojeces y picores. Con veinte años me lo ponía todo, sin orden ni concierto: cosméticos caros, del súper, hechos en casa con los trucos de mi abuela... Hasta que he decidido frenar y escuchar a mi piel. Me dice que lo ideal no es gastarse un dineral en productos que a menudo visten de *Haute Couture* la estantería del baño y no me aportan lo que de verdad necesito: proteger mi piel del sol todo el año, incluso en invierno; utilizar suero rico en vitamina C por la mañana para proporcionar energía y otro nutritivo y rico en Omega 3 por la noche (por cierto, mi gran descubrimiento de 2010 se llama Ren, una marca sin grandes aspiraciones de aspecto, pero muy rica en activos y libre de parabenos, de venta en centros y tiendas de cosmética Nicho, como Le Secret du Marais, en Madrid). También es fundamental exfoliar el rostro una vez por semana y, si arranco un ratito a mi histérica agenda, me paso por una buena clínica estética para hacerme un peeling químico suave un par de veces al año: la textura cutánea resultante compite con la de mi bebé una temporada. ¿Beber agua? Totalmente sobrevalorado. Así lo afirman recientes estudios médicos: la hidratación, aparte de un aporte racional, que sea en crema. ¿De qué sirve acabar con escoliosis por cargar el bolso de botellines de Font Vella?

BEATRIZ PEÑA,
COLABORADORA DE *EL PAÍS SEMANAL*, DIEZ AÑOS EN TERRA,
CINCO AÑOS EN *WWW.BELLEZAPURA.COM* Y OTROS MEDIOS,
COMO *MUY INTERESANTE*, *ELLE*, *VOGUE*, *WOMAN*, *DUNIA*...
AUTORA DE *LA GUÍA DE LA BELLEZA* (1999)

Ojalá hubiera una solución para la belleza. Lo más parecido sería alcanzar el equilibrio perfecto entre el cuerpo-mente. Vivir en un estado zen próximo al tao sería la mejor solución. Y eso se consigue con paz interior, meditación, buenos alimentos, respiración controlada y un ejercicio moderado practicado diariamente, como el yoga o los ejercicios ayurvédicos. Una de las claves fundamentales está en mantener el pensamiento y el movimiento adecuado en cada momento.

Ante todo, mucha calma y mucho relax, nada mejor para regenerar que dormir profundamente lo que el cuerpo nos pida y sin despertador: ocho o diez horas. Para mí, una piel bonita y un cabello sano pasan por unos cuidados básicos: higiene suave, exfoliación más o menos suave según la edad y masajes hidratantes a base de cremas y aceites nutritivos que, además de proteger, cuiden la piel. Evitar en lo posible el sol, el viento, el frío y agentes agresivos como el jabón o el cloro.

Hidroterapia global: beber agua mineral, ducha escocesa diaria y baño caliente semanal. «Termalizarse» de vez en cuando en un balneario o tomar baños de agua de mar. Y como tónico facial infalible, el spray de agua termal de Avène, calmante, anti-inflamatorio y tonificante. Me encantan los aceites aromáticos y los masajes sobre el cuerpo y el cabello. Creo mucho en la acción de los aromas. También seguir una alimentación sana y moderada, aprendiendo a equilibrar los excesos. No creo en las dietas.

Bailar. La vibración de la música es tan fundamental como divertirse llevando el ritmo. Rodearse de buen rollo y energías positivas. Amar y practicar las artes amatorias, el sexo es todo un ejercicio en cuerpo y alma.

Voto por practicar ejercicio regularmente sin sofocarse en exceso y por mantener la mente ocupada: no perder la curiosidad ni la ilusión, seguir aprendiendo y disfrutando de nuestro trabajo.

Lo importante es no obsesionarse con nuestro aspecto físico en exceso, asumir nuestra imagen y querernos a nosotros mismos con nuestras virtudes y defectos.

Y, por último, más que ser feliz: reír todo lo que podamos y disfrutar de lo que tenemos en cada momento. La belleza interior se refleja siempre en el exterior, pero eso no quiere decir que tengamos que descuidar otros aspectos externos, como un buen corte de pelo y un color brillante. Creo mucho en la magia de los profesionales de la belleza: peluqueros y esteticistas.

GERMÁN JIMÉNEZ,
COLABORA DESDE HACE MÁS DE DOCE AÑOS CON REVISTAS COMO *ELLE, GQ, VOGUE, GLAMOUR*... IMPARTE CLASES EN EL IED, EN EL MÁSTER DE LA REVISTA *MARIE CLAIRE* Y EN LA UNIVERSIDAD FRANCISCO DE VITORIA

Entre los cientos de productos nuevos que llegan al mercado cada temporada es difícil saber elegir cuál es el más apropiado. Hay que partir de la premisa de que cada mujer tiene una piel distinta y que el primer paso para elegir la mejor crema posible es saber qué tipo de piel tiene. A grandes rasgos, podemos decir que hay tres tipos de piel: seca, grasa y mixta (en esta última se combinan zonas más grasas, generalmente en frente y nariz, y otras más secas).

Para averiguar qué tipo de piel tienes lo más recomendable es acudir a un centro de belleza donde podrán realizar un estudio en profundidad de tu epidermis. Si no puedes hacerlo, hay un remedio casero que puede servir para orientarte. Es el siguiente: coge tres pañuelos de papel, pasa cada uno de ellos por una zona: frente y nariz, pómulos y cuello. Si alguno de ellos resulta manchado es que en esa zona concreta tienes exceso de grasa. Si no, es que tu piel es más bien seca. Por lo general, las pieles secas son más delicadas, pero el exceso de grasa en la piel tampoco es sano, por lo que en cualquier caso más vale cuidarse la piel (y no sólo la del rostro) habitualmente.

Una vez que sabes qué tipo de piel tienes, el siguiente paso es buscar una gama de productos apropiados para tu edad. No es lo mismo tratar una piel joven que una madura; ni por los principios activos empleados ni por sus formulaciones.

Por lo tanto, sin hacer trampas, busca la crema más adecuada para ti según los años que hayas cumplido. Se pueden encontrar cremas para mujeres con menos de treinta años, más de treinta, más de cuarenta y más de cincuenta. Si perteneces a este último grupo demográfico, no veas las cremas para pieles maduras como tu peor enemigo porque te delaten; al contrario, pueden convertirse en tus mejores aliadas.

Por último, ten en cuenta el grado de sensibilidad de tu piel. Hay pieles más reactivas que otras y puede haber cremas que por sus componentes te provoquen alguna sensación de incomodidad o incluso alguna pequeña reacción. Si eres de las que tiene la piel muy sensible, hazlo saber desde el primer momento.

Y, como no sólo de cremas vive la mujer, descubre las nuevas líneas de tratamiento que vienen en forma de cosmética comestible. Los nutricosméticos son la última gran revolución.

Con todo esto claro, ya puedes salir de compras. Recuerda que, aunque los milagros no existen, más vale cuidar que operar y que el armario del baño es tan importante (o más) que el vestidor.

Guapa en tres pasos:

Aunque desde pequeña la mujer está en contacto con los rituales de belleza de sus madres y hermanas mayores, no siempre los pasos que se dan son los más adecuados, bien por los productos empleados, o por el orden en el que se siguen. Os propongo un sencillo ritual de tres pasos que asegura que sacaréis el mayor partido a cada producto:

1. *Limpiar.* La piel está expuesta a constantes agresiones tanto a nivel interno (oxidación, estrés…) como a nivel externo (inclemencias del tiempo, radiación solar, polución…). Si no la limpiamos, los poros acaban por obstruirse y la piel deja de «respirar». Para ayudarle, basta con realizar una exfoliación cada siete o diez días (más a menudo no es recomendable). ¿Cómo? Con una crema desincrustante compuesta de pequeños gránulos que ayudan a remover la grasa superficial y las células muertas. Puedes hacerlo en la ducha, ya que el vapor y el agua caliente ayudan a abrir los poros y la limpieza será más profunda. Recuerda que siempre que te maquilles debes limpiar el rostro antes de ir a dormir. Para tal caso, usa un tónico facial que es menos agresivo que una exfoliante.

2. *Hidratar.* Una vez que hemos limpiado la piel, ya fuera de la ducha, es el momento de hidratarla. En función de tu tipo de piel, necesitarás cremas más o menos hidratantes. Pero lo más recomendable es usar en primer lugar un serum, cuyo poder de hidratación es superior y penetra más en la dermis. Posteriormente, aplica una crema hidratante con factor de protección solar (mínimo SPF15). Esta última no sólo te ayudará a mantener la piel hidratada en superficie, sino que te protegerá de los dañinos rayos UVA y UVB. Y tan importante como darse la crema correcta es saber cómo aplicarla. No estires la piel, ni la fuerces. Masajéala con delicadeza en círculos concéntricos y en dirección ascendente.
3. *Tratar.* Para finalizar, hay que tratar cada parte del rostro como se merece. Tengamos en cuenta que en la cara hay zonas más sensibles que otras y que eso las hace más vulnerables a las agresiones del exterior. Me refiero en concreto al contorno de ojos y al contorno de los labios. En ambas zonas es donde primero suelen aparecer líneas de expresión y las arrugas. Para mejorar el aspecto de estas zonas es recomendable usar cremas específicas. Son menos agresivas y tienen un mayor poder regenerador. Acompaña su aplicación con pequeños masajes para facilitar la microcirculación sanguínea en la zona.

Teresa de la Cierva,
redactora de belleza de *El Semanal*, *ABC* y suplementos y del blog *La polvera*

Soy «infiel» de profesión. Me gusta probar todo tipo de cosméticos y tratamientos para poder formarme una opinión. De todo lo que he probado, que es mucho, me quedo con el Pro-Lifting de Carita, que me hago en Maribel Yébenes siempre que tengo un evento en el que quiero estar guapa (es inigualable para tensar el rostro); con la máquina Cyclone de Felicidad Carrera para modelar el cuerpo (en la misma sesión te pasan ultrasonidos, cavitación, masaje de rodillos y radiofrecuencia); con el Biojet Supersonic, un chorro de oxigeno supersónico que favorece la penetración de activos (como las agujas, pero sin dolor) que tiene Carmen Navarro, y con la radiofrecuencia en general, y de la mano del doctor Pedro Jaén en particular.

En cuanto a cosméticos, me declaro adicta a los sueros. Como bebo poca agua (entono el *mea culpa*) mi piel «bebe» por mí litros de ácido hialurónico, vitaminas A, C y E, colágeno…

Me obsesionan los dientes perfectos. He llevado *brackets* linguales (demasiado presumida para ponerme unos visibles) y sonrío mucho más desde que pasé por la consulta del ortodoncista Javier Girón. También me he hecho un blanqueamiento con Dori Sanchez, de la Clínica Rosales, y es como si me hubiera quitado diez años de encima.

Mi pelo es rubio natural por obra y arte de Ángel, el peluquero que ha conseguido que tenga el mismo tono que tenía con quince años. ¿Lo mejor de la peluquería en los últimos años? La queratina para quitar el encrespado del pelo.

Después de pagar varias anualidades en todos los gimnasios de Madrid y no poner un pie en ellos, opté por entrenar en casa con Marcos Flórez, que es el artífice de que a mis cuarenta y siete años siga (casi) todo en su sitio. También hago yoga con Manuel Luque y cargo las pilas para toda la semana.

Por suerte (bueno, y por la genética que he heredado de mi madre), no me hace falta seguir una dieta, pero soy fan de las de proteínas, porque permiten adelgazar muchos kilos en un tiempo razonable y sin que se te descuelgue todo el cuerpo.

Creo que el láser es la mejor herramienta en estética. Para quitar las manchas es un virtuoso el doctor Fernando Ordás; y para la depilación me gustan las clínicas donde tienen todos los aparatos (IML, Hedonai...), porque lo ideal para que no se resista ni un pelo es combinar distintos láseres.

Y, por último, me confieso una yonqui de las cápsulas para fortalecer el pelo en invierno y del betacaroteno en verano. Estas últimas me hacen sentir menos culpable cuando tomo el sol, que reconozco que es para mí un vicio (nada saludable, por cierto).

Stefanie Milla,
periodista de belleza de la revista *¡Hola!*

Sí, soy periodista especializada en belleza. Y sí, eso significa que me presentan / enseñan / muestran / regalan / envían prácticamente todas las novedades cosméticas que existen en el mercado. Sé que muchas mujeres (y hombres, sí) hiperventilan con sólo pensar en mi armario, ¡y no me extraña! Cremas, fragancias, maquillaje… No es de extrañar que la pregunta más frecuente, tras ver el famoso armario, sea: «¿Y utilizas todo esto?».

No, no. De hecho, tras veinticinco años trabajando en este campo, cada día soy más cauta a la hora de experimentar con mi piel, y no me la juego. A estas alturas, la experiencia ya me permite seleccionar las marcas en las que confío; aquellas que tienen más *marketing* que ciencia; y, finalmente, cuáles le pueden ir bien a mi piel. Si tuviera que hacer un resumen general, éste giraría en torno a tres puntos:

1. Lo más importante a la hora de comprar cosmética es conocer —de verdad— tu tipo de piel. Por bueno que sea un producto, no sirve absolutamente de nada si no se adecua a las necesidades de tu tipo de piel específico.
2. La piel cambia. Es un órgano vivo que interactúa con el medio ambiente. E incluso presenta áreas diferentes: un producto nutritivo que le va de maravilla al

escote puede ser un caldo de cultivo de granos horrible para la nariz o la barbilla. El tratamiento idóneo se debe adaptar a cada clima, a cada momento, a cada área del cuerpo.

3. El precio no es relevante. Más caro no significa siempre mejor. Y me remito a los dos párrafos anteriores: la clave es conocer el tipo de piel y darle lo que necesita en cada momento, en cada área.

Con los años, me he convertido en una cosmetoescéptica. Desconfío de las novedades y espero que los productos, o los activos, pasen el test del tiempo. Ya sé que lo último no siempre es lo mejor, y aunque me siguen interesando las novedades, no me dejo impresionar por palabras extrañas. De hecho, me gusta guiarme por los activos que sé positivamente que funcionan: vitamina C para la luminosidad; retinol contra las arrugas; ácido hialurónico para hidratar; ácido glicólico y ácido salicílico para exfoliar…

Creo en tres conceptos clave en belleza: limpieza, exfoliación e hidratación. Sé que la protección solar también es importante, pero reconozco que en este punto no soy demasiado extremista, pues, aunque soy consciente de que el bronceado es síntoma de daño solar, ¡en verano no me puedo resistir!

Hay productos a los que soy especialmente fiel, ¡y desde hace años!:

1. La Loción Clarificante de Clinique no es un clásico cosmético por nada: creo que no existe mejor tónico. Mi favorito es el número 3, mi aliado imprescindible contra maliciosos puntos negros y atisbos de poros abiertos.
2. Contra los poros abiertos, y aplicado sólo en nariz y barbilla, confío en Idealist de Estée Lauder, ¡casi mágico! Eso sí, requiere constancia. ¿Lo mejor? Con poco producto basta.
3. Cada noche recurro a un serum que, aunque pensado como cura de veintiún días, se ha convertido en mi aliado constante: el Serum Revitalizante de Skeen, una marca de Sephora, que, con su combinación de vitamina C y ácidos alfahidroxiácidos, realmente marca la diferencia. Lo utilicé durante el periodo de cura recomendado, y cuando, una semana tras dejarlo, noté que mi piel estaba peor, ¡lo recuperé y ya no lo he soltado! Combino este serum con su Concentrado Corrector, una crema a base de retinol: una combinación ganadora para pieles ya maduras como la mía.
4. Cuando me quiero mimar, pero de verdad, me enjabono, de arriba abajo, con los mejores jabones del mundo, los productos artesanales de Los Jabones de Mi Mujer. Amelia Pérez los hace en un diminuto pueblo de Segovia con aceite de oliva virgen y extractos totalmente naturales… Nada cuida, hidra-

ta, mima y perfuma la piel como esas pastillas, que, al contacto con el agua, se funden y forman una suave crema mimosa. A veces, enjabono a mi hija con su suave crema y luego la tomo en mis brazos... La combinación de ese olor, la dulzura de su tacto y la suavidad de su piel es una de esas cosas impagables por las que vale la pena vivir.

5. Cuando se trata de máscara de pestañas, lo pruebo ¡todo! Y, por ahora, me quedo con Iconic de Dior. Alarga sin pesar en exceso (es decir, ¡logro que las pestañas se mantengan rizadas!) y no acaba hecha manchurrones negros en las ojeras. También me gustan mucho las máscaras de Bourjois y la novísima máscara Sublime de Chanel en púrpura: el tono 30 resalta los ojos claros de forma espectacular.
6. Para el cuerpo, hay una crema que nunca falla: Nivea. En ocasiones, me regalo una «mascarilla» en forma de aplicación generosa de Nivea de la lata azul. Siempre y cuando no me tenga que vestir durante una hora, claro está... Para el día a día, es muy cómoda su Body Milk suavizante. Es decir, ¡el frasco azul claro!
7. En verano, soy adicta al aceite de Monoï de Klorane. Nada deja el cuerpo tan hidratado, mimado, suave y resplandeciente como este aceite vegetal.
8. Para el pelo, nada como usar mascarilla. Cuanto más a menudo, mejor. Así que me gustan los formatos XXL, para aplicarla de forma generosa y sin reparo.

Garnier, Franck Provost, Tresemmé... Lo importante es mimar mis ya castigadas mechas, ¡y me gusta hacerlo a lo grande!

9. Si algo marca la diferencia entre un pelo «baaah» y uno «¡guauu!» es, sin duda, el color y el corte. En lo que al primero respecta, soy siempre fiel a «mi» hombre (con permiso de su mujer...): Luis Miguel Vecina, el rey del color de Camille Albane. Sabe perfectamente lo que me gusta, lo que me va bien y cuando me ha llevado la contraria... ¡es porque al final él tenía razón! (me cuesta reconocerlo, pero así es). A su lado, Isabelle y Cedric son auténticos magos de las tijeras. Pero no podría cerrar este apartado sin mencionar a Cheska: sus cortes de pelo son auténticas obras de precisión, que no sólo quedan bien en el momento, sino que crecen, se mantienen y siguen absolutamente impolutos mucho más allá de la «fecha de caducidad» del corte.

Creo que si una lección he sacado de mi experiencia como periodista de belleza es que el estilo es personal e intransferible. Que lo que a uno le sienta bien puede ser horrible para otro, y que, finalmente, da igual tener una arruga más, el pecho algo más caído, una lorza más o menos turgente porque, lo importante, es sentirse bien con uno mismo. Nada más... y nada menos.

María Fernández-Miranda,
directora de belleza de *Yo Dona*

Un dermatólogo me dijo un día que el protector solar es el mejor cosmético que existe, y desde entonces nunca voy a la playa sin antes aplicarme un factor 50 en la cara y un 30 en el cuerpo. Esta regla de la fotoprotección también la sigo en invierno: intento elegir hidratantes que lleven al menos un índice 15 incorporado. Y cuando empieza el buen tiempo, prescindo de la base de maquillaje y uso directamente un protector con color, como Anthelios XL, de La Roche Posay. Por lo que respecta al maquillaje en concreto, durante el día sólo utilizo un fondo (me encantan los Parure, de Guerlain, y en general todos los de Chanel), colorete (el Orgasm, de Nars, es imbatible) y un poco de máscara de pestañas (Lancôme y Estée Lauder las tienen muy buenas).

No me preocupa que me salgan arrugas, pero sí tener la piel apagada, de modo que los cosméticos de luminosidad son mis preferidos: recomiendo la línea Lumière, de Bvlgari, y la esencia de pitera de SK-II. Además, de vez en cuando, trato de someterme a un tratamiento en cabina para oxigenar mi piel (me fío de las esteticistas Maribel Yébenes, Carmen Navarro y Felicidad Carrera). En casa me limpio la cara por la mañana y por la noche; la Cleanser de Eve Lom me parece el mejor producto para seguir esta rutina. Y el agua termal (por ejemplo, de Avène) me ayuda a relajar la piel. Por cierto, a todas nos encanta cuidarnos con cosméticos caros, pero la verdad es que tampoco hace falta gastarse un dineral para tener buenas cremas. He aquí dos marcas económicas que me parecen estupendas: Weleda y Endocare.

Respecto al cuerpo, estoy convencida de que ningún anticelulítico o reafirmante hace milagros, pero cuando me impongo la disciplina de aplicármelos a diario, por la mañana y por la noche, noto que la textura de la piel mejora. Me gusta la línea Body Creator, de Shiseido. Un truco: en cuanto percibo que se está formando una estría, echo mano del aceite de rosa mosqueta (el de Natura Bissé está muy bien). Este mismo ingrediente me ayudó a borrar las cicatrices de una operación ginecológica, o sea que tengo clarísimo que funciona. Otro aceite (el de almendras) me sirve para cuidar... ¡las cejas!

También creo en la nutricosmética. En los cambios de estación merece la pena tomar las pastillas de Masa Capilar, de Innéov. Y con las Arkocápsulas de Arkopharma encuentras soluciones para todos los problemas... ¿Medicina o cirugía estética? Por ahora (tengo treinta y cinco años), no he caído ni en lo uno ni en lo otro, aunque no descarto probar en un futuro la toxina botulínica (bótox) o el ácido hialurónico. Lo de entrar en un quirófano por motivos estéticos no lo veo, lo cual no quiere decir que no entienda y respete a quienes sí lo hacen. De momento, mi cuenta pendiente es mucho más sencilla: no como suficiente fruta y debería hacer más deporte.

16
Noticias *bomba* de última hora

No quería cerrar este libro sin hablaros de mis últimos descubrimientos. Ya sabéis que en el mundo de la estética hoy ya es ayer y que no paran de aparecer nuevos productos y tratamientos constantemente. Es casi imposible seguirle el ritmo, pero yo hago lo que puedo para estar al día, no paro de investigar, de probar, de buscar, de preguntar... Y, por supuesto, de descubrir. Lo último han sido un par de cositas de las que os hablo. Sé que no acaban de salir al mercado (aunque tampoco llevan demasiado tiempo en él), pero es ahora cuando yo las he podido probar y os cuento de primera mano cómo funcionan.

Las MALLAS LYTESS. Son una pasada, no os digo más. Imaginaos reducir volumen sin hacer esfuerzos... Las mallas son la revolución reductora. Bajas dos centímetros de caderas y 1,4 de muslos en ¡¡diez días!! Eso sí, tienes que llevarlas puestas un mínimo de ocho horas. Se trata de una malla remodelante con efecto tensor que se adapta a tu cuerpo como una segunda piel. ¿Pero cuál es su secreto? Pues el cosmetotextil. ¿Qué es eso? «Un cosmetotextil es un tejido en nido de abeja que contiene, en microcápsulas, los principios activos necesarios para la eliminación de la grasa, y el drenaje de las mismas para evitar la acumulación de triglicéridos. Con el mero hecho de vestir una prenda Lytess, estarás reduciendo volumen, perdiendo grasa, reafirmando y tonificando tu cuerpo», dice la publicidad. A eso poco más tengo que añadir. Bueno, sí, que hay tres modelos, las pirata, las *culotte* y las *leggins*. Cuestan unos 50 euros y se pueden conseguir en algunos centros de belleza. Una buena solución megarreductora sería utilizar esta malla por el día y aplicarse la crema reductora Iodase Deep Impact, de la que ya os he hablado, por la noche. Eso es la bomba.

Y, hablando de bombas, otra es la GEMOCOSMÉTICA. ¿Cómo te quedas? Eso sí, antes de que sigas leyendo te diré que esto es para las muy caprichosas y para las que tienen también mucha pasta. Es un capricho para unas pocas, un serum de diamantes, zafiros y perlas que cuesta algo más de 500 euros. Aunque no me digáis que no es maravilloso pensar en aplicarse eso en el rostro. Ya no es suficiente con llevar las joyas puestas, ahora hay que extenderlas por la cara para que te la pongan bonita.

Bueno, el producto en cuestión es de Carita, cómo no, y se llama Diamand de Beaute. Algunos lo ha definido ya como «el tratamiento antiedad más precioso que existe». El polvo de diamante es un catalizador de energía que refuerza el poder energizante de la turmalina y actúa como un reflector de la luz. El de la turmalina potencia la microcirculación. Las células nativas de loto azul, una planta muy rica en flavonoides, ejercen una acción antirradicales libres y antiglicación, y un complejo de secuoya promueve la regeneración celular. En realidad, se trata de biotecnología aplicada a la cosmética y al antienvejecimiento. Ya sabes, si tienes 500 euros y no sabes cómo gastarlos, siempre puedes darte este capricho de ricas en lugar de comprarte un anillo. Las joyas, para tu cara.

Otra de las cosas que me tiene completamente loca es el rodillo que te abre el poro para que el producto que luego uses penetre completamente. Sí, como os lo cuento. Tened en cuenta que una de las técnicas de las infiltraciones consiste en utilizar pequeñas agujas que *picoteen*, no que pinchen directamente. Pues de forma parecida funciona este rodillo, pero con la diferencia de que tú lo pasas en casa, sin necesidad de ir a pincharte a un centro especializado. Lo llaman MICROMESOTERAPIA. El que yo conozco es el Micro Meso Roller, de Klapp. El rodillo tiene más de quinientas agujas de 0,25 milímetros que permiten que los principios activos de los productos penetren mejor. Este rodillo lo fabrican varias marcas, aunque el de Klapp me encanta.

Para el conocido maquillador David Francés, del que ya hablaba en mi anterior libro, el SERUM F es la combinación perfecta de componentes para el cuidado de la piel, ya que actúa contra las arrugas y la flacidez, unifica los tonos de la piel y fija el maquillaje. Al combinar, entre otros componentes, colágeno, ácido hialurónico y elastina en altos porcentajes, sus efectos se aprecian desde la primera aplicación y por supuesto a medio plazo.

Otro serum, llamado FIVE (de cosmética Lilu), tiene cinco principios activos, por lo que su efecto también es muy llamativo. Estos principios, que se encuentran en máxima concentración, son:

- *Microesferas de ácido hialurónico*: alisan la piel y rellenan las arrugas de modo inmediato.
- *Argireline efecto bótox*: alisa arrugas y su efecto se nota a partir de los quince días de tratamiento en la frente, el entrecejo y las arrugas perioculares.
- *Matriskin Pal-GHK y Pal-GQPR*: activan la reestructuración y la reparación, haciendo que la piel produzca colágeno, y activan también ciertos genes implicados en el proceso de rejuvenecimiento de la matriz extracelular y la proliferación celular, mecanismos que se debilitan con la edad. Se observa un 45 por ciento menos de arrugas en dos meses (con el 3 por ciento).
- *Ácido hialurónico*: tiene un notable efecto hidratante.

- *Elastina*: tiene un efecto tensor inmediato y de rejuvenecimiento instantáneo.

Se presenta en una caja muy atractiva y su precio no supera los 60 euros.

Termino con una dieta que no he probado, pero de la que he visto resultados fantásticos en más de un famoso. Se trata de una DIETA PROTEINADA A BASE DE AMINOÁCIDOS, mucho más barata que las ya conocidas de proteínas que hay en el mercado e igualmente efectiva.

Se basa en la eliminación de los hidratos de carbono, especialmente todos aquellos ricos en almidón. Para que no haya una descompensación en el metabolismo se incorporan a la dieta dos aminoácidos o complementos nutritivos: glicina (su función es fortalecer el soporte mecánico, es básico en la estructura del colágeno que es el sostén de la piel y las articulaciones, los pacientes que se someten a esta dieta y tienen enfermedades articulares mejoran de forma considerable su calidad de vida) y ácido l-aspártico (su función es facilitar el metabolismo, es decir, da al organismo la capacidad de consumir la reserva de grasa acumulada, de manera que se pueda reducir de forma considerable la comida sin riesgo de pasar hambre, desnutrición, ni pérdida de energía. Lo más importante de él es que contribuye a eliminar el ansia de comer, ya que actúa como neurotransmisor en el centro de la saciedad del sistema nervioso central).

«Es una dieta fantástica para un paciente con síndrome metabólico (obesidad abdominal, hipertensión arterial, hipercolesterolemia, hipertrigliceridemia, resistencia a la insulina...). Las mujeres menopáusicas pierden mucho volumen, que no consiguen con otras dietas. En realidad, es buena para cualquier persona, siempre y cuando esté controlada por un médico y con sus analíticas correspondientes», asegura la doctora Raquel García, que la prescribe en su clínica de Sevilla.

Como dice la doctora, hoy en día la principal causa de obesidad es la ingesta de una gran cantidad de hidratos de carbono, superior a las necesidades y posibilidades metabólicas del organismo.

PAUTAS QUE SIGUE ESTA DIETA DE AMINOÁCIDOS

- Eliminar hidratos de carbono especialmente ricos en almidón.
- Añadir como complemento nutritivo la glicina y el ácido l-aspártico.
- No tomar nada sólido a partir de las 18.00 horas, evitando así que el estómago trabaje, ya que cuando lo hace se inhibe el gasto de energía.

Epílogo

Aprender a quererse

He querido cerrar este libro con las palabras de Valvanuz, una psicóloga a la que tengo especial cariño y por la que siento un gran respeto profesional. Sus palabras resumen lo que he querido transmitir en estas páginas y se pueden adaptar perfectamente a la vida diaria de cualquier persona.

La percepción de lo que es y no es atractivo físico es totalmente subjetiva. El atractivo físico es un constructo social determinado culturalmente y que varía según patrones de estética y tendencias de la moda e influye mucho en el establecimiento de las relaciones sociales, en los juicios sobre la propia imagen corporal, sobre la autoestima y sobre las diferentes situaciones que se presentan a lo largo de la vida. De ahí la gran importancia que tiene en nuestro desarrollo, porque tiene un efecto muy relevante en la formación de nuestra autoimagen. Las mujeres que se acercan más a sus ideales de belleza presentan niveles de autoestima corporal mucho más altos y además manifiestan sentimientos más positivos sobre ellas mismas.

Por eso, es fundamental quererse, sentirse bella, tener un buen autoconcepto, una buena y sana autoestima, porque para que nos comiencen a valorar debemos empezar por valorarnos nosotras mismas.

La imagen corporal es la representación mental del cuerpo, que se va gestando durante la niñez y en la adolescencia, y constituye una parte muy importante de la autoestima de muchas personas. En los últimos años la imagen corporal ha tomado un inmenso auge en las sociedades modernas, muchas de las cuales han creado toda una subcultura basada en la percepción y la importancia de la imagen ideal. Vivimos en una sociedad que glorifica la belleza, la juventud y la salud, por lo que no es extraño que aumente la preocupación por la apariencia física. Los medios de comunicación y la presión social son algunos de los muchos factores que han influenciado a las personas a seguir una imagen ideal que en muchas ocasiones es difícil de alcanzar.

La presión de los estándares culturales lleva a las mujeres a una posición de inadecuación respecto a su cuerpo, que repercute en una percepción y vivencias negativas, focalizando su atención y preocupación en la opinión de los demás, convirtiéndose en juezas de sí mismas. La imagen corporal es un constructo psicológico complejo, que se refiere a cómo la autopercepción del cuerpo genera una representación mental que incluye emociones, pensamientos y conductas asociadas.

Directamente relacionado con la autopercepción está la autoestima, que se refiere a la medida en que nos aceptamos y valoramos a nosotros mismos. Existe una presión interna para alinear la autoimagen con las demandas de la sociedad y una presión externa donde el individuo ajusta su imagen hacia la percepción de los demás de cómo desean ser percibidos. La apariencia física es una carta de presentación y de aceptación muy importante; un ejemplo es cómo la mujer delgada es más fácilmente aceptada por la sociedad.

El funcionamiento en distintos ámbitos de nuestra existencia (relación de pareja, profesión, vida social) depende en gran medida del modo en que nos sentimos con nosotros mismos. La autoestima es la clave que nos ayuda a comprender nuestros logros y fracasos. La imagen corporal influye de manera directa en el nivel de aceptación de nosotros mismos y en la construcción de un buen nivel de autoestima. Cómo nos sentimos en relación con nosotros mismos es algo que afecta, de manera global, a nuestra vida al determinar las peculiaridades de nuestro funcionamiento en distintos ámbitos: relaciones interpersonales, el amor, la vida profesional, etc.

La autoestima es la suma de la confianza y el respeto por uno mismo; refleja el juicio implícito que cada uno hace de su habilidad para enfrentar los desafíos de la vida (para comprender y superar los problemas) y de su derecho a ser feliz (respetar y defender sus intereses y necesidades).

Los componentes centrales de la autoestima son la autovaloración y la autoaceptación o amor propio. La autovaloración se vincula con la autopercepción de la persona que creemos ser (responde a la pregunta «¿quién soy?»), con el sentimiento valorativo que tenemos de nuestro ser, de nuestra imagen corporal, de nuestras habilidades y características de personalidad..., en general, con el conjunto de elementos que configuran nuestra personalidad. La adecuación de nuestra autovaloración dependerá en buena medida del nivel de conciencia (autoconocimiento) que tengamos acerca de los rasgos y características principales de identidad y personalidad, es decir, de nuestra manera de ser. Por eso, es importante la introspección, conocernos, amarnos y respetarnos a nosotros mismo. Gracias a la autovaloración, tenemos un cuadro de nuestras principales características, peculiaridades, rasgos físicos… en fin, de los puntos fuertes y débiles que poseemos, y pudiendo aprender a potenciar los primeros y minimizar los segundos, para sacarnos el mayor partido posible y ser más felices.

Aceptarse significa reconocer la persona que somos, valorando nuestras cualidades y defectos, no con el afán de desvalorizarnos por estos últimos, sino para trabajar a partir de ellos en nuestro desarrollo y mejora como personas valiosas. El amor propio es el sentirse a gusto con lo que somos y con lo que hacemos; nos ayuda a fijar los objetivos y metas y a establecer vínculos sociales adecuados. Quererse a sí mismo resulta fundamental para poder querer y amar a los demás.

Un nivel de autoestima alto influye positivamente sobre el sentido de la seguridad y sobre nuestro bienestar psicológico, lo que nos posibilitará correr riesgos y asumir las decisiones necesarias para una vida más productiva y armoniosa con los demás y con nosotros mismos. Eso se construye sobre la base de un adecuado autoconocimiento, de la capacidad de aceptarnos tal como somos y del esfuerzo sostenido por desarrollar el potencial humano que poseemos, de ahí la importancia de cuidarnos tanto físicamente como emocionalmente, porque la imagen que tenemos de nosotros mismos tiene como uno de sus componentes principales la corporal, que representa las percepciones e ideas en relación con nuestro propio cuerpo y juega un relevante papel en la constitución de la autoestima personal. El modo en que nos sentimos con nuestra imagen corporal influye en la manera en que nos valoramos, y también en nuestro malestar o bienestar, en dependencia del tipo de emociones y sentimientos que nos provoca.

Todos conocemos ejemplos de hombres y mujeres que no tienen una belleza estándar, pero resultan muy atractivos. Hombres como Adrien Brody, Benicio del Toro,

Willem Dafoe, Jean Paul Belmondo, John Malkovich... ¿Cuántas veces hemos escuchado que la belleza proviene del interior? En el fondo, es la realidad, porque lo fundamental es nuestra autopercepción. Según sea, así nos mostramos a las personas que nos rodean.

El sentirse atractivo favorece el acceso a diversos escenarios sociales, a un mayor liderazgo en los grupos, lo que se traduce en una profecía autocumplida, porque al sentirnos merecedores de algo, transmitimos esa creencia a los que nos rodean y esto provoca que se cumpla. Se ha demostrado que la estructura física es tan importante como la estructura facial en el momento de establecer juicios sobre niveles de atractivo físico. Se ha demostrado también que hay factores comportamentales que influyen sobre los juicios de belleza y que son casi tan importantes como los factores estructurales, es decir, las estrategias de autopresentación: cómo las personas se mueven y cómo interactúan con otros influirá muchísimo sobre los juicios de atractivo físico, sentirse amada, segura, competente para los desafíos de la vida y merecedora de la felicidad es lo fundamental.

VALVANUZ SÁNCHEZ DE AMORAGA,
psicóloga y pedagoga
www.centro-psicologia.es/valvanuzamoraga
www.clinicabetancourt.es

Direcciones útiles

Para obtener información general sobre todos los productos que aparecen en este libro puedes llamar a los teléfonos 915643674 y 619362207.

Hidroterapia de colon / ozonoterapia

IRINA MATVEIKOVA
Clínica de la Salud Digestiva
Fernando el Santo, 4, 2° dcha.
Madrid
914443000 / 636018583
espaciodesalud@telefonica.net
www.hidroterapiadecolonmadrid.es

CIDÓN MADRIGAL
Paseo San Francisco de Sales, 4-2°
Madrid
915440000
Av. Italia, 4-1°
Salamanca
923226008
www.doctorcidon.com

ASOCIACIÓN NACIONAL E INTERNACIONAL PARA EL ESTUDIO Y DIFUSIÓN DE LA HIDROTERAPIA DEL COLON
http://www.adhico.com/
(en el apartado de «Socios y socios honoríficos» existe una lista con información sobre centros donde se ofrece hidroterapia del colon en España)

SHA WELLNESS CLINIC
Verderol, 5
El Albir (Alicante)
966811199
info@shawellnessclinic.com
www.shawellnessclinic.com

Bótox axilas

SOFÍA RUIZ DEL CUETO
Concha Espina, 53
Madrid
915626713 / 915632514
info@clinicamiracueto.com
www.clinicamiracueto.com

Dermatología

RICARDO RUIZ
Clínica Dermatológica
Internacional
General Díaz Porlier, 93
Madrid
914449797
info@ricardoruiz.es
http://ricardoruizdermatologo.blogspot.com
Policlínico Ruber
Maldonado, 50
Madrid
914020219
www.ricardoruiz.es

PEDRO JAÉN
Grupo de Dermatología
O'Donnell, 41
Madrid
914317861
www.grupodedermatologia.es

JORGE SOTO DELÁS
Grupo Español de Dermatología
Cosmética y Terapéutica
Policlínica Guipúzcoa
Paseo Miramón, 174
San Sebastián
943308192
jsotodelas@dermagune.com

MARIO LINARES BARRIO
Centro Médico Chiclana
Ayala, 2
Chiclana de la Frontera (Cádiz)
956533333
www.chiclana.com/centromedico

Dietas / nutrición

ASUNCIÓN CASCANTE
Dpto. de Cirugía Plástica del Hospital
La Zarzuela
Pléyades, 25
Aravaca (Madrid)
915858620
Clínica Lladó
Príncipe de Vergara, 256
Madrid
915631886
http://asuncascante.com/

LABORATORIO ANÁLISIS GENÉTICO
DE LA OBESIDAD
GENYCA INNOVA Análisis
y Diagnóstico Genético S.L.
Alegría, 18
Majadahonda (Madrid)
916346106
info@genyca.es
www.genyca.es

KENNETH PRANGE (macrobiótica)
Sha Wellness Clinic
Verderol, 5
El Albir (Alicante)
966811199
info@shawellnessclinic.com
www.shawellnessclinic.com

DAVID BERNIGER (con acupuntura)
Centro de Medicina Estética Esther
Querub

Manuel de Falla, 6
Madrid
913503331
www.querub.com

GREGORIO MARISCAL BUENO (varias)
Avenida Ciudad de Barcelona, 206-1° B
Madrid
914011309
www.doctormariscal.com

MÁXIMO RAVENNA
General Arrando, 7
Madrid
915930980
info@clinicaravenna-madrid.com
www.clinicaravenna-madrid.com

RAQUEL GARCÍA
Avenida Cardenal Bueno Monreal, 8
Sevilla
954618780 / 677263049
www.clinicadoctoragarcia.es

Cirugía plástica

JUAN PEÑAS
Paseo de la Castellana, 138-10°
Madrid
915628382

ANTONIO DE LA FUENTE
Pinar, 15-17, 1°
Madrid
915638464
www.clinicadelafuente.es

CÉSAR CASADO
Alenza, 20 A
Madrid
917357155
http://www.cirugiaesteticamadrid.es

ÁNGEL JUÁREZ
Hospital La Zarzuela
Pléyades, 25
Aravaca (salida 10 de la N-VI)
Madrid
915858620 / 900200242
www.plastiesteticazarzuela.com

MIGUEL LUANCO
Avenida Diego de Riaño, 4, 4° A
Sevilla
954638719 / 954541048
www.clinicaluanco.es

SALVADOR RODRÍGUEZ-CAMPS DEVÍS
Avenida Doctor Manuel Candela, 41
Valencia
963931515
cirugia-plastica@rodriguez-camps.com
www.dr.rodriguez-camps.com

NAZARET ROMERO
Paseo de la Castellana, 123, 1° D, esc. izqda.
Madrid
914178556
info@doctoranazaretromero.com

ANTONIO PORCUNA
Porcuna&DeBenito
Diego de León, 9, 1° A
Madrid
915630740 / 915636789
consulta@porcunadebenito.com
www.porcunadebenito.com

VICENTE PALOMA MORA
Centro Médico Teknon
Consultorio Vilana (consulta 181)
Vilana, 12
Barcelona
933933181
www.drpaloma.com

ENRIQUE MONEREO
Instituto de Cirugía Plástica Doctor Monereo, S.L.
Antonio Rodríguez Villa, 12
Madrid
915619954 / 915619947
Fax: 9156199 57
emonereo@teleline.es

DANIEL ARENAS ESCRIBANO
Cirugía Estética y Plástica, Hospital Central de la Cruz Roja San José y Santa Adela
Avenida Reina Victoria, 222 y 226
Madrid

Otorrino (rinoplastias)

ANTONIO NÉSTOR GALINDO
Clínica Ruber Internacional
La Masó, 38
Madrid
913875286

Traumatólogo

ÁNGEL VILLAMOR
iQtra Medicina Avanzada
Corazón de María, 64, bajo
Madrid
www.iqtra.com

Cosmética y cabello

L'ALQUIMIA BY MATRISKIN
Velázquez, 115
Madrid
914115446
www.laalquimiabymatriskin.es
(centro oficial de venta de productos Matriskin; venta de regenerador de pestañas Rejuvesse; venta de aceite de argán Lilu)

PELUQUERÍA KOLORES
Rua Santiago de Parada, 28
Nigrán (Vigo)
986354878 / 606204818
pelukolores@hotmail.com

Medicina estética

INSTITUTO MARIBEL YÉBENES
BELLEZA & MEDICINA
Paseo de la Habana, 14
28036 Madrid
914117404

LARISA PEREZHOGINA
(plasma, biomesopuntura de chacras, enriquecimiento plaquetario)
Sha Wellness Clinic
Verderol, 5
El Albir (Alicante)
966811199
info@shawellnessclinic.com
www.shawellnessclinic.com

GABRIEL COSTAS
(centrifugado de plasma)
Spa Premier
Rosario Pino, 12
Madrid
911853424

HOTEL Y THAY SPA
http://www.asiagardens.es/

JESÚS SIERRA ANTIÑOLO
Deam Clínica
Padilla, 20, 1º izqda.
Madrid

917816663 / 917816656
deamclinica@deamclinica.es
www.deamclinica.es

ANA VILA JOYA
Lagasca, 3, 1ºA
915768234
estetica@clinicavilajoya.com
www.clinicavilajoya.com

CARMEN NAVARRO
Sagasta, 21
Madrid
914450632
José Ortega y Gasset, 23
Madrid
915756415
Rosario, 4
Sevilla
954219379
www.carmennavarro.com

MARÍA PAZ PARDOS
Clínica de la doctora María Paz Pardos
Cerro Minguete, 5
Madrid
913763413

CARMEN DJED
Santa Hortensia, 9
Madrid
915193963
www.carmendjed.com

LIDICI SANTANA
Xúquer, 56, entresuelo
Alzira (Valencia)
Maestro Pérez Choví, 24-1º
Alginet (Valencia)
962406169 / 625311522
lazonaestetica@gmail.com

ÁNGELA RUEDA
Caravaca, 9, bajo
Valencia
963628949
www.angelarueda.com

SARA BARBERÁ
Clínica Médico Estética Barberá
Avenida Cortes Valencianas, 16, bajo
Vall de Uxó (Castellón)
964691995
www.clinicabarbera.es
(también venta de productos Matriskin y crema City Girl)

EMER ESTÉTICA
C. C. El Encinar, Local Bio
Camino del Cura, 10
Alcobendas (Madrid)
916255242

WALTER CHONG
Pintor de Benedito, 7, 2ª pl., puerta 3
Valencia
9638084843

Conde de Pestagua, 51, 1
Castellón
964237689

Farmacias

FARMACIA MERITXELL
(productos internacionales, cosmética y *antiaging*)
00376804555 / 902934555
Andorra
info@farmaciameritxell.com
www.farmaciameritxell.com (compra *online*)

FARMACIA VICTORIA CARO
913513312

Fisioterapia

MIHAI MIRCEA TOFAN
Fisioterapeuta y acupuntor
Cádiz
610410120

Medicina integrativa

JOSÉ F. TINAO MARTÍN-PEÑA
Goya, 7, entreplanta 1ª
Madrid
912999416 / 660246819
jose.tinao@vivosano.org
cita@medicinaintegrativa.com

Pilates

MARTA SANCHO
(monitora)
www.bepilates.com
(varios centros en Madrid)

CENTRO DE ENTRENAMIENTO
WAKING UP
ALBERTO REY
(entrenador)
Zurbarán, 7, 1º dcha.
Madrid
913199526
www.wakingup.es

Yoga

RAMIRO CALLE
Centro Shadak
Ayala, 10
Madrid
914352328
www.ramirocalle.com

VÍCTOR MARTÍNEZ FLORES
(maestro de yoga)
Avenida Ricardo Soriano, 36, 2ª pl.
Edif. María III
Marbella (Málaga)
952775634 / 630184274
infomarbella@escueladeyoga.com

Fascioterapia y osteopatía

ANTONIO CARO
Portugal, 1
Pozuelo de Alarcón (Madrid)
617466255
antoniocaro@pwtrainer.com

Labios

JOSÉ VICENTE LAJO
Moreto, 10, bajo dcha.
Madrid
913600853

ROCÍO VÁZQUEZ
Avenida Kansas City, 32 B, 2º A
Sevilla
954980055
http://www.clinicarociovazquez.com/

Homeopatía estética

CENTRO DE MEDICINA ESTÉTICA
ESTHER QUERUB
Manuel de Falla, 6
Madrid
913503331
www.querub.com

Dientes

MYRIAM SADA
Centro de Ortodoncia Myriam Sada
Ana Teresa, 30
Madrid
913579393
myriam@sadaortodoncia.com
msada@myriamsada.es
Parque Doña Sofía, bloque IV, 1
Fuengirola (Málaga)
952475476
www.myriamsada.es

JAVIER GIRÓN DE VELASCO
Azalea, 1
Minipark, 1, edificio F, 1º
La Moraleja
Alcobendas (Madrid)
916585089

DÉBORA Y BEATRIZ VILABOA
Hermosilla, 31, bajo izqda.
Madrid
915765429
www.clinicavilaboa.es

Maquillaje

MONCHO MORENO
Make Up & Hair
Montalbán, 13, 1º dcha.
Madrid
915222009
administracion@monchomoreno.com
www.monchomoreno.com

Uñas

ALEXANDRA POLO
691881420

Ojos

LUIS FERNÁNDEZ-VEGA SANZ
Instituto Oftalmológico Fernandez-Vega
Avenida Doctores Fernández-Vega, 34
Oviedo
985240141
www.fernandez-vega.com

Crema de piernas City Girl y aceite de argán Lilu

info@lilucosmetique.com

Crema Iodase Deep Impact

EN CENTROS CARMEN NAVARRO
www.carmennavarro.com

Sujetador antiarrugas Night Bra

http://www.nightbra.com/ (tienda *online*)

Zapatos Chivi (Mónica Gómez-Cuétara)

609580028